Knaur

Angela Martens

Natürlich gesund mit Holunder

- Sanfte Hilfe bei Beschwerden
- Die besten Rezepte aus der Holunderküche

www.knaur-ratgeber.de

Inhalt

Robustes Gewächs mit sanfter Heilkraft

Er macht nicht viel her: Mit seinen krummen Ästen sieht er fast morsch aus. Seine grünen Blätter verbreiten einen Geruch, vor dem sogar Wühlmäuse Reißaus nehmen. Und den Duft der gelblichen Blüten empfinden manche Nasen als viel zu aufdringlich. So richtig anziehend ist Holunder wohl nur für Fliegen, Käfer und Schmetterlinge. Es gab denn auch Zeiten, da musste die wie »Unkraut« wachsende Pflanze in vielen Gärten den vermeintlich edleren Gewächsen weichen. Doch seit sich herumgesprochen hat, dass *Sambucus nigra*, der Schwarze Holunder, überaus beachtliche innere Werte hat, freunden sich nicht nur Hobbygärtner mit dem robusten Geißblattgewächs an.

Schmeckt gut und tut gut

Feinschmecker und Sterne-Köche haben Holunderbeeren und -blüten mittlerweile als kulinarische Leckerei entdeckt. In Bioläden und Reformhäusern füllen Holunder-Säfte, -Elixiere und -Marmeladen die Regale. Holunderfans wissen es schon lange: Die Beeren und Blüten steuern viele Vitamine, Mineralien, Kohlenhydrate und Enzyme für die gesunde Ernährung bei. Doch das ist längst nicht alles. Weitere biologisch wirksame Inhaltsstoffe, die Wissenschaftler erst jüngst in der Pflanze entdeckt haben, lassen ahnen, warum Holunder seit Großmutters Zeiten als wahre Hausapotheke gilt: Alles an ihm scheint heilkräftig – Wurzeln, Rinde, Blätter, Blüten und Beeren. Heute weiß man, dass es viele seiner Wirkstoffe tatsächlich mit den unterschiedlichsten Krankheitserregern aufnehmen können; zudem stärken sie die körpereigenen Abwehrkräfte. So erweist sich manche Holunder-Mixtur, die unsere Altvorderen ohne Kenntnis der pharmakologischen Zusammenhänge brauten, als durchaus sinnvolle Arznei.

Auch moderne Naturmediziner greifen aus gutem Grund zum gesunden Holunder. Wer das ganze Jahr über fit und von Erkältungskrankheiten verschont bleiben möchte, ist damit auf der sicheren Seite. Vor allem, wenn es darum geht, die Selbstheilungs-

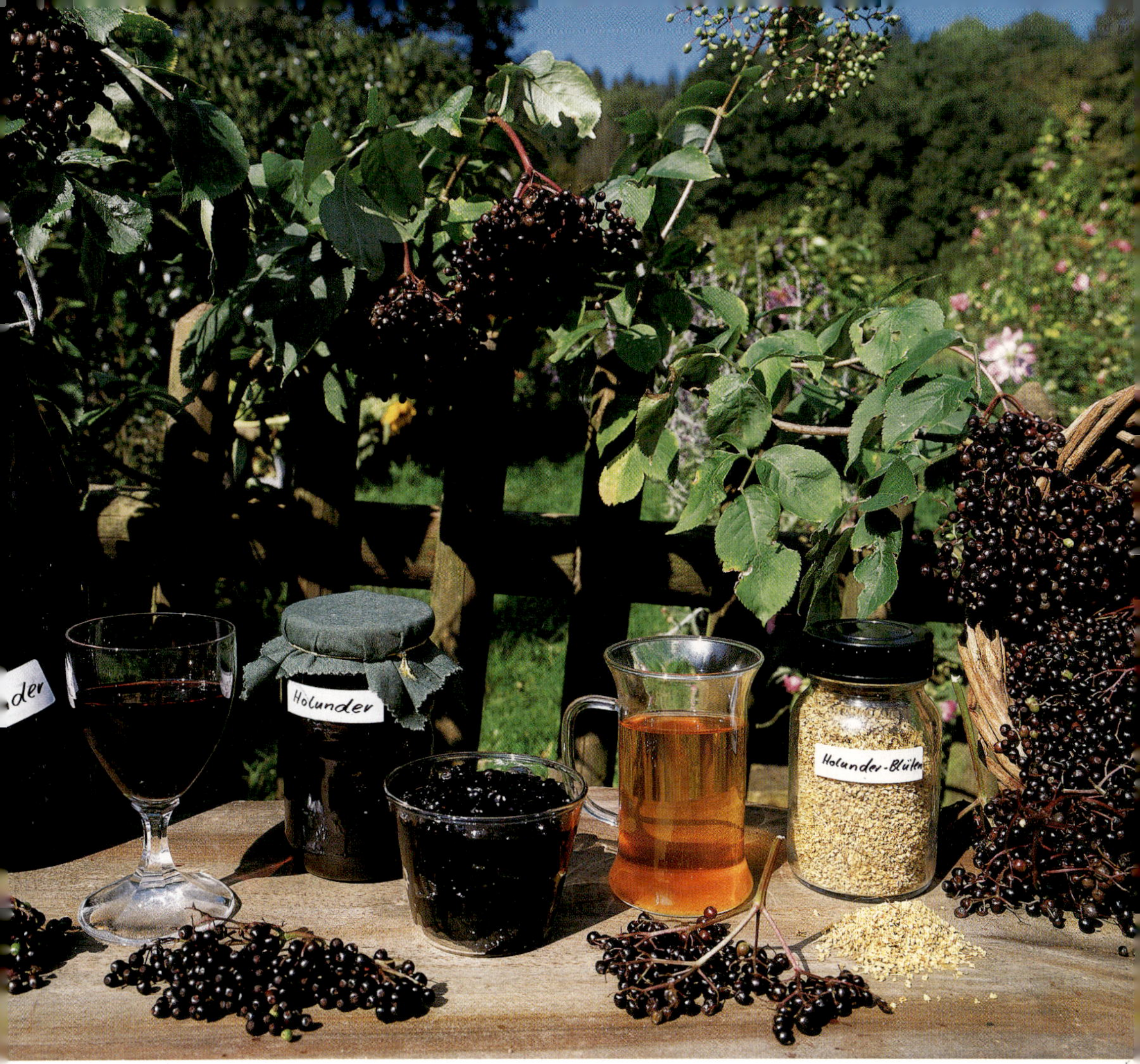

kräfte des Organismus zu unterstützen, ist Holunder eine sanfte Alternative zu den schweren Geschützen der Pharmaindustrie.

In diesem Ratgeber erfahren Sie, wie einfach es ist, an die richtigen Zutaten für die bewährten Rezepturen heranzukommen, wie Sie ohne großen Aufwand Ihre eigene Holunderarznei fabrizieren können und in welcher Form das vielseitige Hausmittel bei alltäglichen Beschwerden am zweckmäßigsten einzusetzen ist – damit sich die kleinen Leiden nicht erst zu großen Problemen auswachsen. Zu guter Letzt gebe ich Ihnen einige praktische Anregungen, wie sich Holunderbeeren und -blüten in gesunde und schmackhafte Delikatessen verwandeln lassen.

Der Holunderstrauch liefert viele leckere Produkte, die gesund und fit halten.

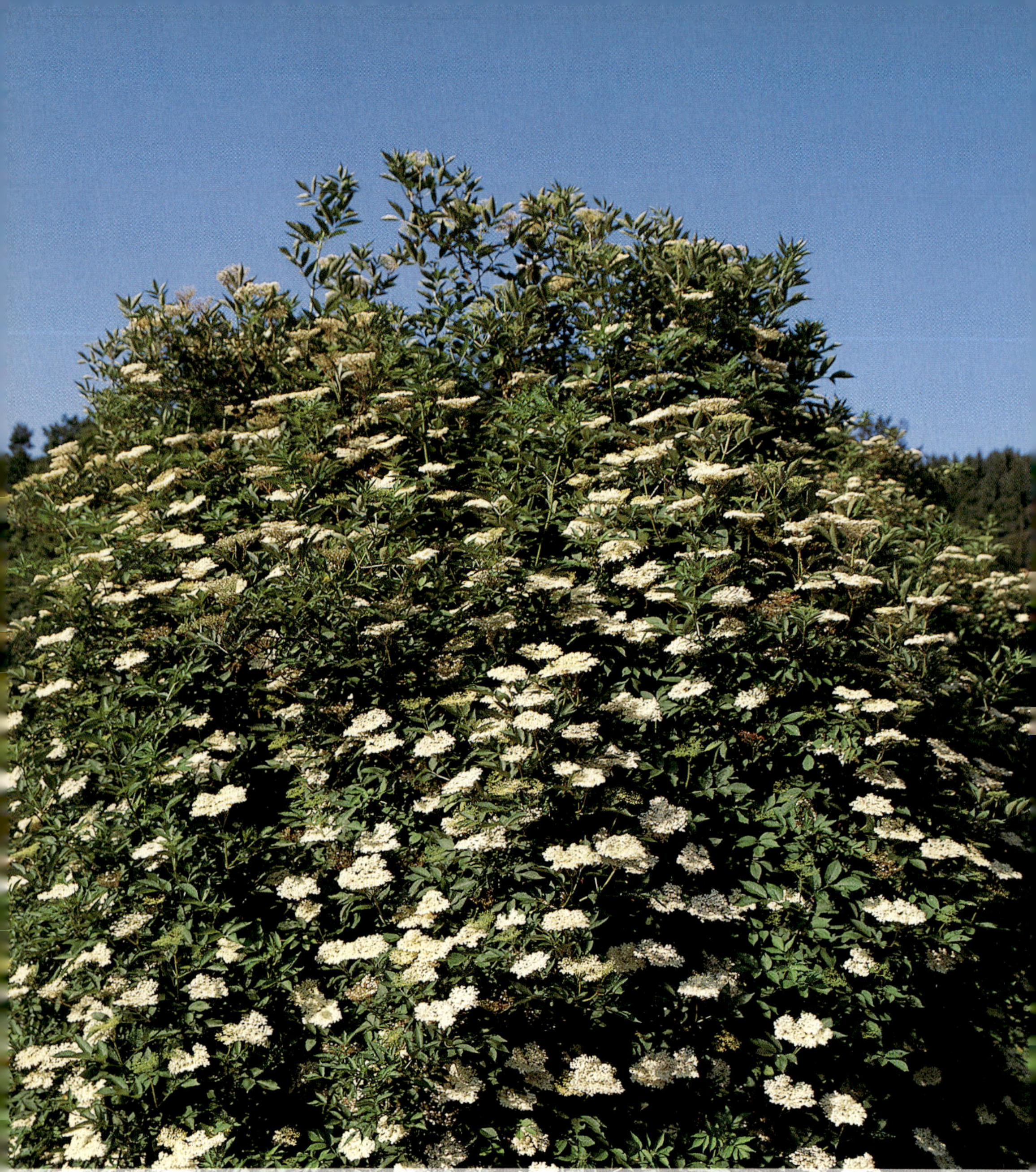

Der Schwarze Holunder ist der Größte

Holunder ist nicht gleich Holunder – schließlich gibt es von diesem Gewächs verschiedene Arten. Doch das Erfreuliche gleich vorweg: Der Holunder mit der nachweislich stärksten Heilkraft ist der Schwarze Holunder (botanisch: *Sambucus nigra* Linné). Und das ist tatsächlich der unverwüstliche Strauch mit den Dolden voll kleiner heller Blüten und den später blauschwarzen Beeren, dem wir überall in der Natur begegnen.
Die anderen bei uns heimischen Mitglieder der Sippe sind zwar auch nicht ganz ohne, wegen ihrer Giftigkeit sollte man sie aber besser links liegen lassen. So etwa den zierlichen Traubenholunder *(Sambucus racemosa)*, der wegen seiner scharlachroten Früchte auch Roter Holunder genannt wird, oder den schwarzbeerigen Zwergholunder *(Sambucus ebulus)*, der auch als »Attich« oder »Eppich« bekannt ist. Die medizinisch nutzbaren Pflanzenteile dieser heiklen Vertreter besorgen Sie sich besser in der Apotheke. Dort erhalten Sie geprüfte Qualität sowie fachkundige Beratung zu Dosierung und Anwendung.

INFO

Holunder gehört botanisch wie der Schneeball und die Rote Heckenkirsche zur Familie der Geißblattgewächse. In Mitteleuropa kommen neben dem Schwarzen Holunder auch der Rote Holunder und der Traubenholunder vor.

Fast nicht zu verwechseln

Der äußerst vielseitig verwendbare Schwarze Holunder ist kaum mit seinen beiden Artgenossen aus der Familie der Geißblattgewächse zu verwechseln. Oft verzweigt sich der Strauch direkt über dem Boden und erreicht manchmal eine Breite von bis zu fünf Metern und mehr. Wenn sich der Schwarze Holunder baumförmig entwickelt, reckt er sich auf stolze sieben bis zehn Meter in die Höhe. Und das ohne großen Tiefgang, denn die Pflanze hat flache Wurzeln, mit denen sie sich recht ausladend im Boden festkrallt.
Die tief gefurchte Rinde des nicht allzu kräftigen Stammes und der knorrigen Äste ist graubraun und rissig. Die Rinde der jungen Triebe sieht grünlichgrau und warzig aus. Diese Warzen sind Poren (Lentizellen), mit denen die Pflanze gewissermaßen »Luft holt«. Das Mark der bogenförmig gekrümmten Äste ist weiß und elastisch. Ältere Äste sind innen hohl.

INFO

Das Holzgewächs ist in den gemäßigten und subtropischen Gebieten der ganzen Erde verbreitet. Kälteeinbrüche und verspäteten Frost übersteht die robuste Pflanze nahezu unbeschadet.

Die dunkelgrünen Blätter sind aus meist fünf bis neun lanzettartigen Fiederblättchen zusammengesetzt, wobei das Endblatt am größten ist. Die Laubblätter sehen am Rand wie eingesägt aus. Wenn man die leicht behaarten Blätter zwischen den Fingern zerreibt, riechen sie ziemlich unangenehm. Die gelblich-weißen Blüten zeigen sich erst, nachdem sich die grünen Blätter entfaltet haben. Jede dieser winzigen sternförmigen Blüten besteht aus fünf abgerundeten Blütenblättern. An tellergroßen Dolden bilden sich weit über hundert dieser Miniblüten.

In warmen Regionen bringt der Holunder seine schirmförmigen Blütendolden oft schon im Mai hervor. Andernorts lässt er sich damit bis Juni oder Juli Zeit. Reine Vorsichtsmaßnahme der Natur: So entgeht die Pflanze dem Risiko, dass die zarten Blüten einem verspäteten Frost anheim fallen. Die Blüten verströmen einen süßlichen Geruch, den manche Menschen als betörend, andere als geradezu widerlich empfinden; außerdem setzen die Blüten einiges an Pollen frei, auf den manche allergiegeplagte Zeitgenossen mit heftigem Heuschnupfen reagieren.

Süße Früchtchen bis November

Aus den winzigen Blüten entwickeln sich zunächst grüne, dann bis zu acht Millimeter dicke schwarzviolette Früchte, die ab Mitte August bis November reif sind. Die grünlichbraunen Kerne dieser kugeligen Früchte segeln umgangssprachlich unter falscher Flagge: Botanisch gesehen, handelt es sich bei den »Holunder-Beeren« um Steinfrüchte wie Kirschen oder Pflaumen. Sie entstehen übrigens ganz ohne Zutun von Bienen und anderen Insekten, denn der Holunder ist selbstfruchtend und daher nicht auf die Hilfe der kleinen Bestäuber angewiesen – wenngleich er mancherorts mit seinem intensiv-süßlichen Geruch einige Insekten wie die Aasfliegen magisch anzieht.

Die vitaminreichen Beeren, zu Saft, Sirup, Wein, Gelee oder Marmelade verarbeitet, sammeln schon ernährungsphysiologisch besonders viele Pluspunkte. Darüber hinaus sind sie, ebenso wie die Blüten, die Blätter, die Rinde und die Wurzeln, als probates Hausmittel mehr und mehr gefragt, aber darauf kommen wir noch (siehe Seite 40ff. und Seite 56ff.).

Wild und genügsam

Hat der Holunder erst einmal an der richtigen Stelle Wurzeln geschlagen, entwickelt er sich rasch zu einem stattlichen Gewächs. Sind die Bodenverhältnisse und die Umgebung weniger ideal, hält er sich einfach im Wachstum zurück; robust wie er ist, gibt er jedenfalls nur selten auf. Selbst wenn er abgeholzt wird, strecken seine Wurzeln unverdrossen neue Triebe aus. Dicke Luft, Industrie- und Autoabgase können dem anspruchslosen Holunder offenbar kaum etwas anhaben. Daher behaupten sich die »Hollerbüsche« praktisch überall: an Straßenböschungen und Schutthalden genauso wie an Feld- und Wiesenrändern, an Flussufern und Waldrändern, zwischen Zäunen und Hecken. Und mit besonderer Vorliebe in der Nähe menschlicher Behausungen. Hier begnügt sich der Hollerbusch sogar mit einem kargen Plätzchen auf engstem Raum, etwa zwischen alten Gemäuern und in Hinterhöfen.
Andernorts will er hoch hinaus: In den Alpen ist die Wildpflanze noch in einer windigen Höhe von über 1200 Metern anzutreffen.

INFO

Wo Menschen siedelten, konnte auch der Holunder Wurzeln schlagen. In ländlichen Gegenden begegnen wir dem Holunder heute noch überall: an Mauern, Zäunen, Gärten, Feld- und Waldrändern.

In aller Herren Länder zu Hause

Obwohl der Holunder eines unserer urheimischen Gehölze ist, kommen die getrockneten Blüten, die in Apotheken und Teeläden angeboten werden, meist aus anderen Ländern. Dasselbe gilt für die Holunderbeeren, die von den verarbeitenden Unternehmen zum größten Teil (wegen der günstigeren Preise) aus Osteuropa und Portugal bezogen werden.
Ursprünglich in Mitteleuropa beheimatet, ist *Sambucus nigra* heute jedoch in ganz Europa zu Hause, ebenso in Nordafrika, West- und Mittelasien. Vermutlich sind die Samen einst von Zugvögeln dorthin verschleppt worden.

INFO

In Österreich wird der Schwarze Holunder viel mehr geschätzt als in Deutschland. Hier ist er die wichtigste heimische Obstart nach dem Apfel.

Kultiviert und anspruchsvoll

Nicht ganz so genügsam ist der kultivierte Holunder. Er kann ab 700 Meter über dem Meeresspiegel nicht mehr voll ausreifen. Der Spezialist gibt sich auch nicht mit mageren Standorten zufrieden. Als Stickstoffliebhaber bevorzugt er einen frischen, nahrhaften, mittelschweren Boden. Diese Erfahrung hat man überall dort gemacht, wo die verschiedenen Sorten des Schwarzen Holunders als Alternative zu anderen Obstkulturen angebaut werden, beispielsweise in Österreich, Dänemark und hierzulande in den Regionen am Bodensee, in der Rheinpfalz, in Hessen und in Norddeutschland.

Der kultivierte Holunder gilt sogar als Leitpflanze für wachstumsfördernde Böden. Er gedeiht zwar am besten in sonnigen Lagen, kommt aber auch mit widrigen Witterungsverhältnissen zurecht. Ob eisige Winter, vorzeitige oder verspätete Frosteinbrüche – die widerstandsfähige Kulturpflanze lässt das ziemlich kalt. Lediglich die jungen Sprösslinge, die noch kein winterhartes Holz gebildet haben, büßen bei länger anhaltendem Frost manchmal einige Triebteile ein.

Klein, aber oho: die neuen Holundersorten

- 'Allese': Wuchs mittelstark; Früchte klein, säuerlich; Reifezeit mittelfrüh
- 'Hamburg' (»Schwarzer Diamant«): Wuchs stark, aufrecht; Früchte groß, sauer, bitter, dunkel; Reifezeit Ende September
- 'Korsör': Wuchs schwach bis mittelstark; Früchte rund, mild, süß; Reifezeit mittelfrüh
- 'Sambu': Wuchs mittelstark; Früchte groß, rund, kräftiger Geschmack; Reifezeit mittelfrüh
- 'Haschberg': Wuchs stark, baumartig; Blüten in großen Dolden; Früchte klein; Reifezeit ab erster Septemberhälfte
- 'Donau': Wuchs stark, aufrecht; Blüten in großen Dolden; Früchte klein; Reifezeit Ende August

Ein Bruder aus Übersee

Der Kanadische Holunder (engl.: American Elder, botanisch: *Sambucus canadensis*) ist ursprünglich in Nordamerika beheimatet, schlägt inzwischen ebenfalls in Europa Wurzeln. Von ihm gibt es verschiedene kultivierte Sorten wie 'Adams', 'Johns', 'Scotia', 'York', 'Victoria' und andere. Mit ihren etwas helleren Früchten können sie ernährungsphysiologisch den Sorten des Schwarzen Holunders allerdings nicht das Wasser reichen. Der Kanadische Holunder wächst an Zäunen und Hecken und in Hausgärten zu einem zwei bis drei Meter hohen Strauch heran. Seine flachen Trugdolden entfalten von Mai bis Juli ihre weißen Blüten. Die Besonderheit des wilden Bruders aus Übersee: Es fehlen ihm jene Substanzen, die für den menschlichen Körper giftige Blausäure freisetzen. Erfahrungsmedizinisch gilt dennoch: Ob wild oder kultiviert, die Früchte aller Holunderarten sollten vor dem Verzehr erhitzt werden, denn roh enthalten sie alle Substanzen, auf die der menschliche Organismus mit Übelkeit und Durchfall reagiert.

Mit Vorsicht zu genießen: Roter Holunder & Co.

Das sind die Geschwister von *Sambucus nigra*, deren Pflanzenteile traditionell zu medizinischen Zwecken genutzt werden. Der Rote Holunder oder Traubenholunder *(Sambucus racemosa)* blüht früher als der Schwarze Holunder. Seine scharlachroten Früchte sind bereits im Juli, August reif. Der in Europa, Kleinasien und Nordchina heimische Strauch hält sich von menschlichen Behausungen eher fern. Er wächst lieber auf kahlen und lichten Stellen im Wald, auch im Gebirge an Berghängen. Am besten gedeiht die bis zu vier Meter hohe Pflanze auf nährstoffreichen, kalkarmen Böden. Typisches Erkennungsmerkmal des Roten Holunders: Die etwa vier Millimeter dicken Beeren sind zu Trauben vereint. Sie hängen nicht an flachen Dolden nach unten wie beim Schwarzen Holunder.

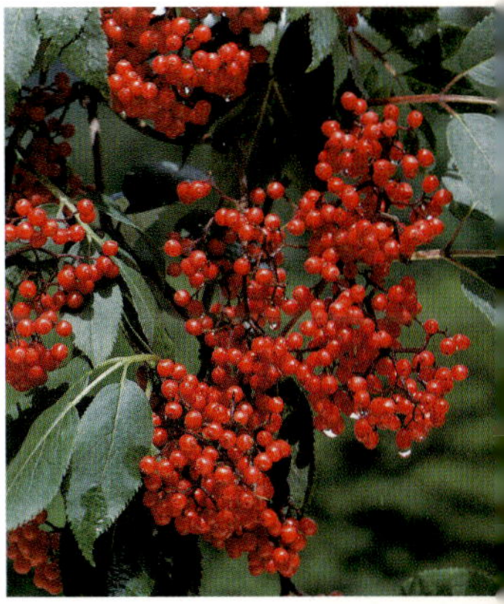

Der Traubenholunder *(Sambucus racemosa)* ist an seinen scharlachroten Beeren leicht zu erkennen.

Vorsicht: giftige Beeren!

Wichtig zu wissen: Die Beeren des Roten Holunders sollten nicht, wie früher gang und gäbe, im Haushalt zu Gelees oder Marmeladen verarbeitet werden. Ihre gelbbraunen, fettreichen Kerne enthalten nämlich giftige Stoffe, die erst bei 200 °C vollständig zerstört werden. Da man auch beim Entsaften nicht sicher sein kann, ob die Kerne unverletzt bleiben, ist das Risiko zu groß, dass die Giftstoffe in die Fruchtzubereitung geraten.

Der Zwergholunder *(Sambucus ebulus)* ist ebenfalls mit äußerster Vorsicht zu genießen, obwohl seine getrockneten Blüten in einigen Teemischungen zu finden sind. Aus den kräftigen Wurzeln brauten sich unsere Altvorderen eine Arznei, um damit Wasseransammlungen aus dem Gewebe sowie Rheuma und Gicht zu vertreiben. Doch für die Selbstbehandlung sollte man vom »Attich«, wie die giftige Pflanze vielerorts heißt, besser die Finger lassen, zumal die Beeren des Zwergholunders für uns Menschen absolut ungenießbar sind. Allerdings ist ihr Farbstoff zum Färben von Wolle und Leinen bestens geeignet.

Botanisch zählt das höchstens eineinhalb Meter hohe krautige Gewächs mit den länglichen Blättern zu den Stauden. Das ist daran zu erkennen, dass es nicht verholzt, sondern jedes Jahr seine Triebe vom Boden aus neu austreibt. Was den Standplatz angeht, ist der Zwergholunder nicht allzu wählerisch. Überall dort, wo es einigermaßen warm und sonnig ist, wächst er wie »Unkraut«: auf Schutthalden, in Waldlichtungen und auf Böschungen. Da der Zwergholunder im Mittelalter als Tiermedizin geschätzt wurde, baute man ihn in der Nähe von Stallungen an. Heute pflanzt man ihn in die Dünen am Meer, um den Sandhügeln Halt zu geben.

Charakteristisch sind seine weißen oder rosa Blüten, die ein eigenartig süßliches Aroma verströmen. Die giftigen Beeren sind schwarz und etwas größer als die Früchte des Schwarzen Holunders. Außerdem befinden sie sich an aufrecht stehenden Dolden. Auch die Beeren riechen nicht gerade angenehm, was wohl mit dazu geführt hat, dass der Zwergholunder landläufig als »Stinkholunder« bezeichnet wird.

Der Holunderpilz – eine willkommene Beigabe

Geradezu als Delikatesse wird in Kennerkreisen ein Pilz gehandelt, der es auf das Holz des Holunders abgesehen hat. Der drei bis zehn Zentimeter breite, rotbraune Schmarotzer landet inzwischen nicht mehr nur in den Kochtöpfen der China-Restaurants, wo er als »Mu Erh« neben dem Shiitake-Pilz zu den beliebtesten Speisepilzen zählt. Seit die deutsche Küche die heimischen Pilze wiederentdeckt hat, bereichert die »chinesische Morchel« alias Holunderpilz auch unseren Menüplan.

Hinweise auf ihn findet man bereits in den Kräuterbüchern des Mittelalters. Dort firmiert er wegen seines ohrenförmigen Aussehens als »Judasohr«. Und das ist auch der Name, unter dem *Auricularia auricula* landläufig bekannt ist. Aus einschlägigen Untersuchungen geht hervor, dass Pilze dieser Gruppe nicht nur viele lebenswichtige Vitamine liefern, sondern auch heilende Wirkungen haben. Eine Erfahrung, die unsere Vorfahren wohl häufiger gemacht haben, denn sie verspeisten den Holunderpilz (»Hollerschwamm«) beispielsweise bei Halsentzündungen und verwendeten ihn äußerlich als Augenauflage. Inzwischen haben Arbeitsgruppen aus Japan und Deutschland bei der systematischen Suche nach Arzneistoffen im »Judasohr« Substanzen entdeckt, die mit den entzündungshemmenden Effekten, insbesondere auf die Schleimhaut, in Zusammenhang gebracht werden. Der Holunderpilz soll zudem die Blutgerinnung und den Blutfettgehalt positiv beeinflussen, das Immunsystem stimulieren und bösartige Geschwülste des Bindegewebes am Wachstum hindern.

INFO

Das Judasohr gehört in die Gruppe der Basidienpilze. Obwohl der Pilz im Geschmack eher unauffällig ist, wird er in getrocknetem Zustand häufig auf Märkten angeboten.

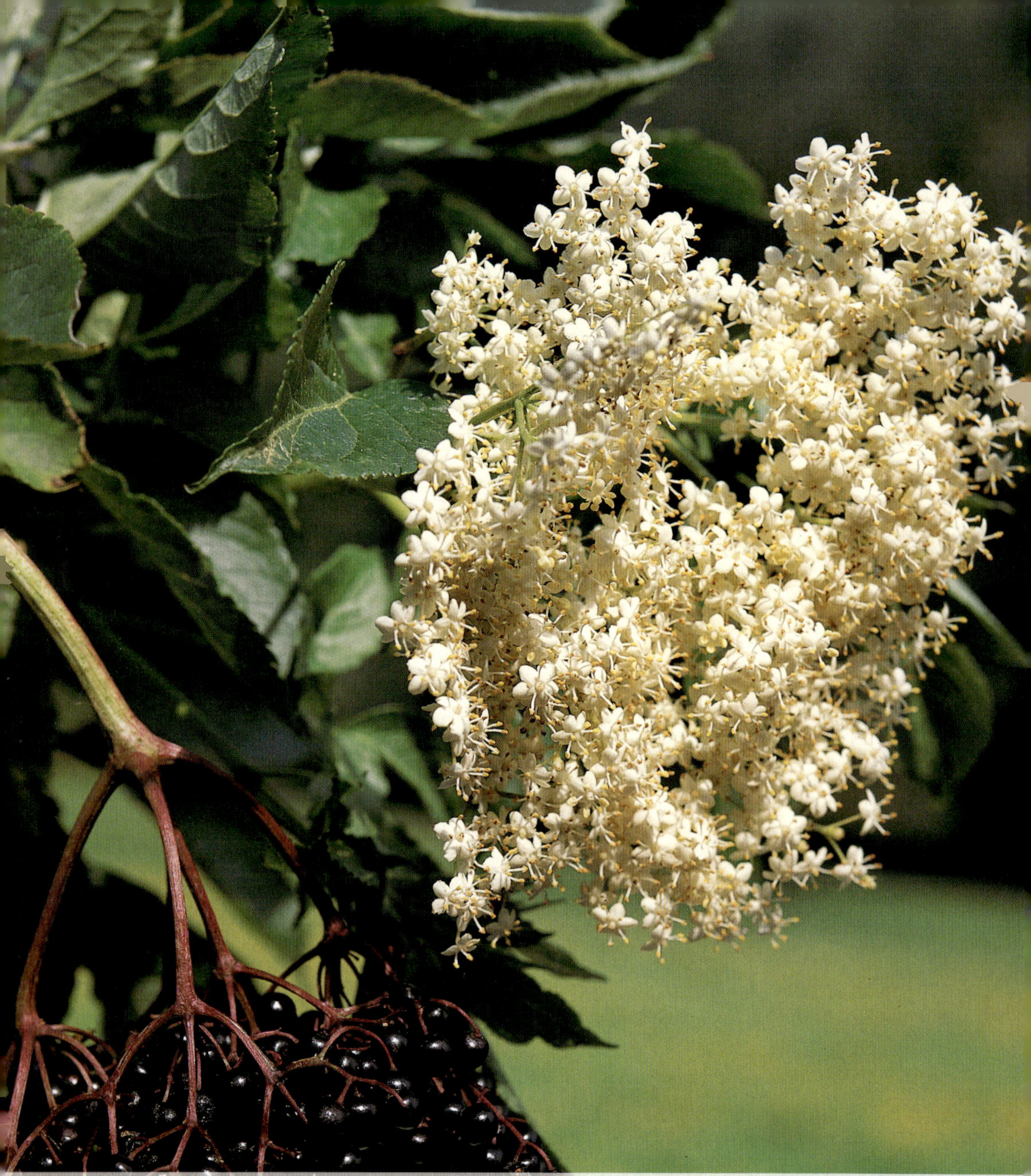

Lebendige Hausapotheke

Dass Holunder eine erstaunliche Heilpflanze ist, weiß man natürlich nicht erst, seit es unseren Wissenschaftlern immer besser gelingt, die verborgenen Inhaltsstoffe der Pflanzen aufzuspüren. Schon lange vor unserer Zeitrechnung hat man das Geißblattgewächs zu Heilzwecken genutzt. Prähistorische Funde belegen, dass die Menschen bereits in grauer Vorzeit etwas mit den Früchten und Zweigen anzufangen wussten. Ob und wie sie damit Krankheiten kurierten, bleibt allerdings nur zu vermuten.

In der Tradition verwurzelt

Überliefert ist, dass bereits in vorchristlicher Zeit der griechische Arzt Hippokrates (460–375 v. Chr.) die Holunderbeeren hauptsächlich als abführendes, harntreibendes und gynäkologisches Mittel empfahl. Ein Jahrhundert nach Christi nahm der römische Generalstabsarzt Dioskurides, der unter den Kaisern Claudius und Nero diente, in seinem fünfbändigen Klassiker »De materia medica« etliche Holunderrezepturen auf. Darin beschreibt er unter anderem, wie eine Arznei aus den Laubblättern bei entzündlichen Wunden und Schlangenbissen anzuwenden ist, wie man aus einem Gemisch von Wurzeln und Wein einen Absud gegen Wassersucht herstellt und wie man aus den Blüten einen Tee gegen Fieber zubereitet. Bei »heyssen beinen und faulen brüchen« sollten Waschungen mit einer Holunderblättermixtur gute Dienste leisten.

Der römische Geschichtsschreiber und Naturheilkundler Plinius der Ältere (23–79 n. Chr.) dokumentierte in seiner »Naturalis historia« ebenfalls den Nutzen des Holunders. In dieser umfassenden Schrift über Heilpflanzen findet sich auch eine Anleitung, wie mit Holunderblüten, -blättern und -wurzeln der Wassersucht beizukommen ist. Ferner gibt Plinius eine Empfehlung, die wohl eher für robuste Naturen gedacht ist: Um Masern zu vertreiben, solle man den Körper des Kranken mit einem Holunderzweig peitschen.

Dass Holunder den Schweiß aus den Poren treiben kann, war auch der Klosterfrau Hildegard von Bingen (1098–1179) bekannt.

INFO

Archäologische Funde belegen, dass bereits die Menschen der Steinzeit Holunderbeeren verzehrt haben und auch mit der Rinde des heilkräftigen Strauches etwas anzufangen wussten.

Sie riet, ihn als schweißtreibendes Mittel für Schwitzkuren bei Fieber und Erkältung anzuwenden. Gegen Gelbsucht hatte sie ein einfaches Rezept. Sie schrieb: »Wer Gelbsucht hat, der betrete ein Dampfbad und lege Holunderblätter auf die heißen Steine und gieße Wasser darüber.« Besonders dem Zwergholunder *(Sambucus ebulus)* traute die heilkundige Benediktinerin einiges zu. »Wenn einem Menschen von üblen Säften der Kopf wie ein Sturzbach tost«, werde es ihm besser gehen, so schrieb sie in ihrer »Physica«, wenn derjenige den Holunder kalt um seinen Kopf winde.

Im 13. Jahrhundert erläutete Thomas von Aquin (um 1225–1276) in seinem Werk über Heilpflanzen, wie mit der Rinde zu verfahren sei. Die taugt ihm zufolge nur dann als Brechmittel, wenn man das Innere nach oben schabt. Schabt man die Rinde hingegen nach unten, entfaltet sie eine abführende Wirkung. Dem Philosophen und Theologen attestierte sein damaliger Lehrer, der Universalgelehrte Albertus Magnus (um 1200–1280), »und dieses ist öfters erprobt worden«. Offenbar nicht nur in unseren Breiten. Von einigen Indianerstämmen ist beispielsweise überliefert, dass sie ihre Rindenarzneien ebenfalls nach diesem Prinzip zubereiteten. Die Rinde verwendete man übrigens seit alters her auch als Mittel gegen Epilepsie.

INFO

Im 15. und 16. Jahrhundert erschienen die ersten umfangreicheren Bücher, die sich nicht nur mit der Biologie des Holunders, sondern vor allem auch mit seinen Heilkräften beschäftigten.

Mit Stumpf und Stiel genutzt

Im 15. und 16. Jahrhundert tauchen dann verschiedentlich neben botanischen auch heilkundliche Beschreibungen des Holunders in Kräuterbüchern auf. Die Autoren dieser »Fachbücher« befassen sich bereits eingehend mit den Heilkräften, die von den einzelnen Pflanzenteilen zu erwarten sind, und listen bereits dutzende von Krankheiten und Beschwerden auf, gegen die sie helfen.

Nach der Erfindung des Buchdruckes erreicht das Wissen über die Eigenschaften von Heilpflanzen wie Holunder schon bald das gemeine Volk. Bis dahin hatte es kaum Zugang zu den klassischen Schriften der europäischen Medizingeschichte.

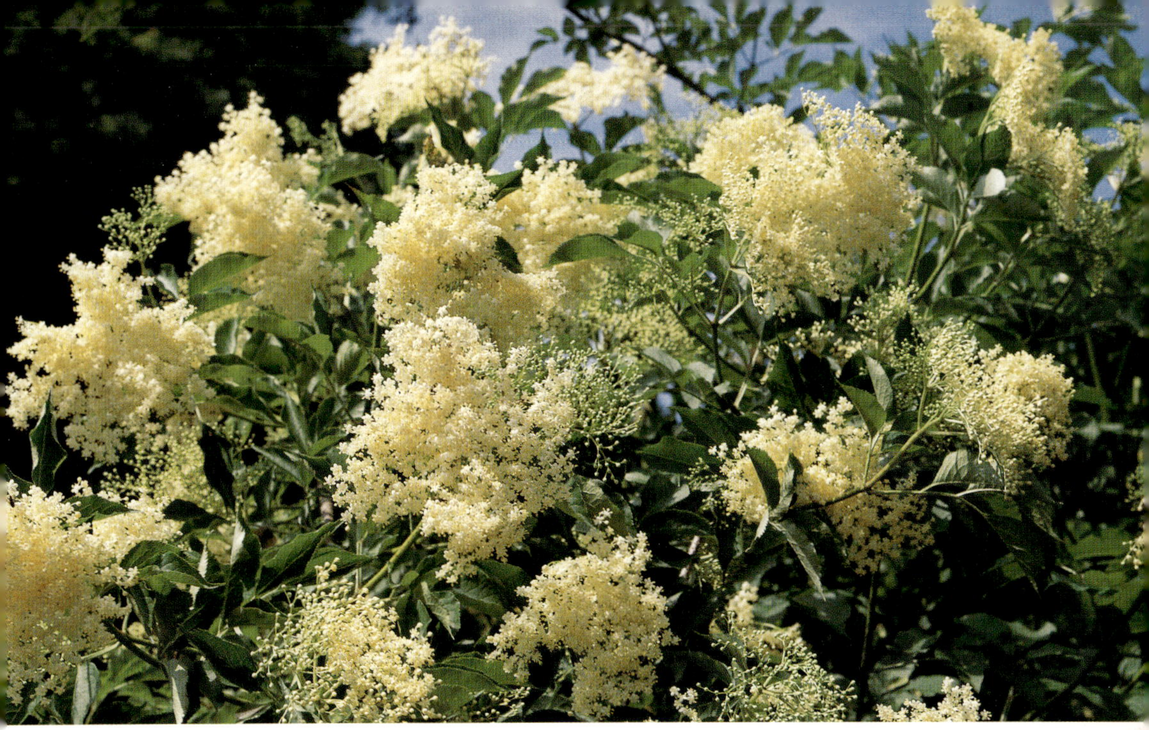

Überliefertes Wissen

Für den Hausgebrauch hielten sich unsere Alten daher weitgehend an das, was von Generation zu Generation an praktischen Erfahrungen mündlich weitergegeben wurde. Außerdem vertraute man auf den Rat von Kräuterweibern und anderen Heilkundigen, wie etwa den Apothekern. Damals war es üblich, das ganze Gewächs quasi mit Stumpf und Stiel als »lebendige Hausapotheke« zu nutzen. Man verwendete Blätter, Blüten, Beeren, Rinde und Wurzeln des Holunders – ganz so, wie es die antiken Vorbilder taten.

Mit kräftigen Elixieren, Tees, Salben oder Sirup versuchte man den unterschiedlichsten Alltagsbeschwerden und Gebrechen beizukommen. Ob Rheuma, Rotlauf oder Schwindsucht, ob Halsschmerzen, Fieber, Leberschwäche oder Gicht – Holunderzubereitungen leisteten offenbar stets gute Dienste. Und das auch als schmackhaftes Vorbeugemittel: So konsumierte man ein dickes Mus (Latwerge) aus Holunderbeeren aufs Brot, um die entschlackenden und blutreinigenden Eigenschaften zu nutzen. Und den »Fliedertee«, wie der Holunderblütenaufguss im Volksmund auch heißt, trank man vorbeugend, um gegen Erkältungen gefeit zu sein. Außerdem schätzte man die Pflanzenteile zur Stärkung von Nieren, Magen und Darm.

Im Mittelalter wurde der Holunder als »lebendige Hausapotheke« genutzt.

Der legendäre Kräuterpfarrer Sebastian Kneipp (1821–1897) empfahl seinen Zeitgenossen, in jeder Hausapotheke eine Schachtel gedörrte Blüten aufzubewahren: »Denn der Winter ist lang, und es kann Fälle geben, in denen ein derart lösendes und schweißtreibendes Mittelchen durchaus treffliche Dienste leistet.« Einen Tee aus Holunderwurzeln empfahl er »Wassersüchtigen und solchen, die sich über Korpulenz zu beklagen haben«.

Was magische Kräfte bewirken

INFO

Der Holunder galt als heiliger Baum, in dessen Zweigen göttliche Wesen wohnen. Früher war man überzeugt, dass derjenige, der einen Holunder fällt oder beschädigt, unweigerlich einer Krankheit zum Opfer fallen werde.

Unsere Vorfahren gaben sich freilich nicht mit der puren Anwendung der Pflanzenarznei zufrieden. Im Laufe der Jahrhunderte hatten sich in der Volksmedizin äußerst fantasievolle Behandlungsmethoden eingebürgert. Sie sind aus den Vorstellungen heraus entstanden, dass Pflanzen und speziell Bäume Wesen mit magischen Kräften beherbergen. Diese galt es zu ehren oder zu besänftigen, je nachdem, ob sie Gutes oder Böses im Schilde führten. Der Holunder wurde im Volksglauben als Wohnstatt von Göttern, Feen und Elfen, aber auch des Teufels angesehen. Viele Geschichten, Bräuche und Rituale sind vor diesem Hintergrund zu verstehen.

So war es beispielsweise früher Brauch, vor jedem Holunder ehrerbietig den Hut zu ziehen. Es hieß auch, wer das Geißblattgewächs fällte, beschädigte oder verbrannte, dem stand schon in naher Zukunft Armut und Krankheit ins Haus.

Dass der Holunderstrauch möglichst nahe an einer menschlichen Behausung stehen solle, hat beispielsweise mit dem Glauben an die germanische Göttin Holla (die Frau Holle aus dem Grimm'schen Märchen) zu tun, die den Holunder als Schutzgeist bewohnt. Um die »holde« Wächterin der Gesundheit, die Haus, Hof und Felder beschützt und zudem für gutes und schlechtes Wetter sorgt, in nächster Nähe zu haben, pflanzte man den Holunder möglichst dicht an das Wohngebäude oder den Stall. So sollten Bedrohungen durch Hexen und andere böse Geister abgewendet werden.

Holunder alias Flieder – Namen über Namen

Holunder ist nur einer von vielen Namen, die der Volksmund für das Geißblattgewächs hat. Der erste Teil des Wortes wird allenthalben mit Frau Holle und den »hohlen« Ästen in Verbindung gebracht, während der zweite Bestandteil (-der) aus dem Neuhochdeutschen stammt und »Baum« bedeutet. Bis ins 16. Jahrhundert hinein bezeichnete man Holunder landläufig als Flieder. Erst nachdem der duftende Zierflieder bei uns kultiviert wurde, hat sich der Name Holunder allmählich durchgesetzt. Doch in manchen Gegenden Norddeutschlands heißt der Holunder heute noch Flieder.

Einige der Namen gehen auf die mystische Bedeutung des Holunders zurück (Holderbusch, Judasbaum), andere auf seine Heilkräfte oder auf seinen Nutzen im Alltagsleben. Backholderblüten, Musflieder erinnern an seine Verwendung als Nahrungsmittel. Tutenholz und Büchsenstrauch weisen auf die Besonderheit der Zweige hin. Man brauchte sie nur auszuhöhlen, um daraus Flöten oder Blasrohre zu schnitzen.

Woher die erste Hälfte des wissenschaftlichen Artnamens *Sambucus nigra* stammt, ist letztlich nicht genau auszumachen. Er leitet sich vermutlich vom lateinischen »sambuce« ab. So heißt ein altes Blasinstrument aus Holunderholz. Nigra ist lateinisch und bedeutet schwarz – was wohl auf die Farbe der Beeren Bezug nimmt.

INFO

Falls Sie in einem Teerezept etwas von Fliederbeeren oder Fliederblüten lesen, sind damit die Blüten und Früchte des Holunders *(Sambucus nigra)* gemeint, und nicht etwa die des Flieders *(Syringa vulgaris)*.

Ein Gewächs mit vielen Namen

Holunder ist unter vielen Namen bekannt: Achsenlaude, Alhorn, Allerte, Äplern, Attich, Backholder, Büchsenstrauch, Buzina tschornaja (russisch), Dolder, Elder (englisch), Elhorn, Eller, Fläder (schwedisch), Fledderbusk, Fleeder, Flieder, Fliederbusch, Flier, Holder, Holderbaum, Holderbusch, Holderstock, Holler, Hulandr, Hunnel, Husholder, Husholler, Hhyld (dänisch), Judasbaum, Keilken, Kissekenbaum, Lausholler, Marterblume, Musflider, Pfeifenstock, Pisseke, Sambuco (italienisch), Schießbüchsenstrauch, Schießstruch, Schwarzer Zibke, Stinkbaum, Teebusch, Tutenholz, Vleder, Zetschken, Zibke, Zicklen, Zwöbbeste.

Volksmedizinische Rituale

Von den magischen Heilkräften des Holunderstrauches, die immerhin bei nahezu hundert Krankheiten wirken sollten, konnte nach Meinung unserer Altvorderen nur profitieren, wer einige Dinge beachtete:

- Die Blüten für den Erkältungstee sind nur dann wirksam, wenn man sie am Johannistag (24. Juni) um 12:00 Uhr pflückt, denn da entwickelt der Holunder seine größte Zauberkraft. Wer an diesem Tag in Teig ausgebackene Blütendolden isst, braucht ein ganzes Jahr lang keine Krankheit zu fürchten. (Wer den Johannistag verpasst, geht auch nicht ganz leer aus: Aus dem Fett, in das man die Holunderküchlein taucht, lässt sich eine Heilsalbe für Wunden und Geschwüre herstellen.)
- Die Zweige des Holunders konnten Epilepsie heilen, sofern man sie an den Tagen zwischen Maria Himmelfahrt und Maria Geburt abschnitt.
- Hält ein Kranker tagsüber im Schatten des Holunders ein Schläfchen, wird er wieder genesen.
- Mit einigen Gaben, wie Milch, Brot oder Bier, hat man sich beim Holunder zu bedanken, wenn man eine Krankheit glücklich überstanden hat.
- Wer an einer Krankheit leidet, soll sie symbolisch unter dem Holunder begraben oder sie dem Holunder übergeben, indem man sie beispielsweise an seinem Stamm festbindet. Die Chancen stehen besonders gut, wenn man dazu einen passenden Vers aufsagt. Bei Fieber zum Beispiel diesen: »Zweig ich biege dich, Fieber nun lass mich.« Oder bei Röteln (Rotlauf): »Hollerast, heb dich auf, Rotlauf setz dich drauf! Ich hab dich einen Tag, hab du's nun Jahr und Tag!«
- Wen die Gicht plagte, der soll drei Tage hintereinander vor Sonnenaufgang zum Holunder gehen, ihn berühren und dabei sagen: »Holunder ich hab die Gicht, und du hast sie nicht! Nimm sie mir ab, dass ich sie nicht hab!«

- Der direkte Kontakt mit dem Holunderstrauch war für die Übertragung vonnöten. So hatte man bei abnehmendem Mond einen Faden an einen Holunderstrauch zu binden, der auf der Ackergrenze wächst. Dazu war zu sagen: »Guten Morgen Herr Flieder, ich bring dir mein Fieber, ich binde dich an, nun geh ich vondann.« Von diesen oder ähnlichen Sprüchen kannte man in den verschiedenen Regionen viele Varianten. Manchmal mussten die fiebernden Kranken sogar zum Holunder getragen werden. Dort mussten sie die Äste der Pflanze berühren, bevor sie ihr Verslein aufsagen durften. Es sollte auf diese Weise aber auch wortlos funktionieren: Der Fieberkranke musste einen Zweig vom Holunder abbrechen und ihn in die Erde stecken. Das Fieber bleibt dann am Zweig hängen und wird auf denjenigen übertragen, der zufällig vorbeikommt und den Zweig streift.
- Eine spürbar andere Methode ist, sich mit dem blühenden Holunderzweig, auf dem noch Tautropfen sitzen, ins fieberheiße Gesicht zu schlagen.
- Nicht zur Nachahmung empfohlen ist diese Wundheilungstechnik: Man tauchte die beiden Enden eines Holunderastes in die blutende Wunde. Dazu sagt man: »Ich verbinde diesen Verband in Gottes Hand.« Die Blutung soll danach in der gleichen Intensität nachlassen, wie der rote Saft am Holz trocknet.
- Ziemlich blutig geht es auch bei dieser Prozedur zu: Bei Zahnschmerzen schneidet man einen kleinen Span aus der Rinde, geht damit rückwärts zum Haus, ritzt sich mit dem Holz ins Zahnfleisch und bringt es dann zurück zum Holunder. Der Zahnschmerz verschwindet, nachdem das blutige Holzstückchen wieder an Ort und Stelle in den Stamm eingefügt worden ist.
- Völlig schmerzlos ist dagegen eine Methode, mit der Männer Erektionsstörungen und Potenzschwäche ein Ende setzen können: Sie müssen lediglich durch ein ausgehöhltes Holunderrohr urinieren ...

Wozu Holunder sonst noch gut war

Nicht nur als Heilmittel hat Holunder eine lange Tradition. Die vielseitige Pflanze sorgte auch sonst fürs leibliche Wohlergehen. In römischen Kelteranlagen, die man an der Mittelmosel freigelegt hat, stießen die Forscher auf Rückstände von Trauben – und von Holunder. Den verwendete man vermutlich damals schon, um der Farbe des Rotweins ein bisschen nachzuhelfen; die Blüten dagegen sollten wegen ihres leichten Muskateller-Aromas den Moselweinen aromatisch auf die Sprünge helfen.

Man wusste im Alltag einiges mit Holunder anzufangen. So presste man Extrakte aus den Beeren, um damit Stoffe und Leder rot, blau oder schwarz zu färben. Aus den anderen Teilen der Pflanze ließ sich ein kräftiges Färbemittel herstellen. Während die Rinde für tiefschwarze Töne gut war, brauchte man die Blätter für Verwandlungen ins Moosgrüne.

Als natürlicher »Tönungsfestiger« erwies sich der Holundersaft, den sich die Evastöchter ins Haar massierten. Zu kosmetischen Zwecken dienten auch Blütenauszüge. Damit betupften sich die Schönen ihre Sommersprossen, um sie zum Verblassen zu bringen.

Den Pferden hängte man einen Büschel Blätter ans Geschirr, um ihnen die lästigen Fliegen vom Leib zu halten.

Maulwürfe und Wühlmäuse suchen angeblich fluchtartig das Weite, sobald sie Holunderblätter riechen, die man in ihre unterirdischen Gänge stopft. Und ein kräftiger Sud aus Laubblättern diente dazu, die Pflanzen im Garten gründlich von Insekten zu befreien.

INFO

Dank vieler wissenschaftlicher Untersuchungen hat man heute neue Erkenntnisse über die Inhaltsstoffe des Holunders, mit denen sich viele der nachgesagten Heilwirkungen erklären lassen.

Den bioaktiven Stoffen auf der Spur

Für unsere Vorfahren war der Holunder eine wahre Hausapotheke, weil sie praktisch alles an ihm für ihre heilkräftigen Rezepturen verwenden konnten. Wozu Wurzeln, Rinde, Blätter, Blüten und Beeren gut waren, wusste man aus jahrhundertelanger Erfahrung. Heute kann man dank modernster Analysemethoden erklären, wieso an den alten Empfehlungen durchaus etwas dran ist. For-

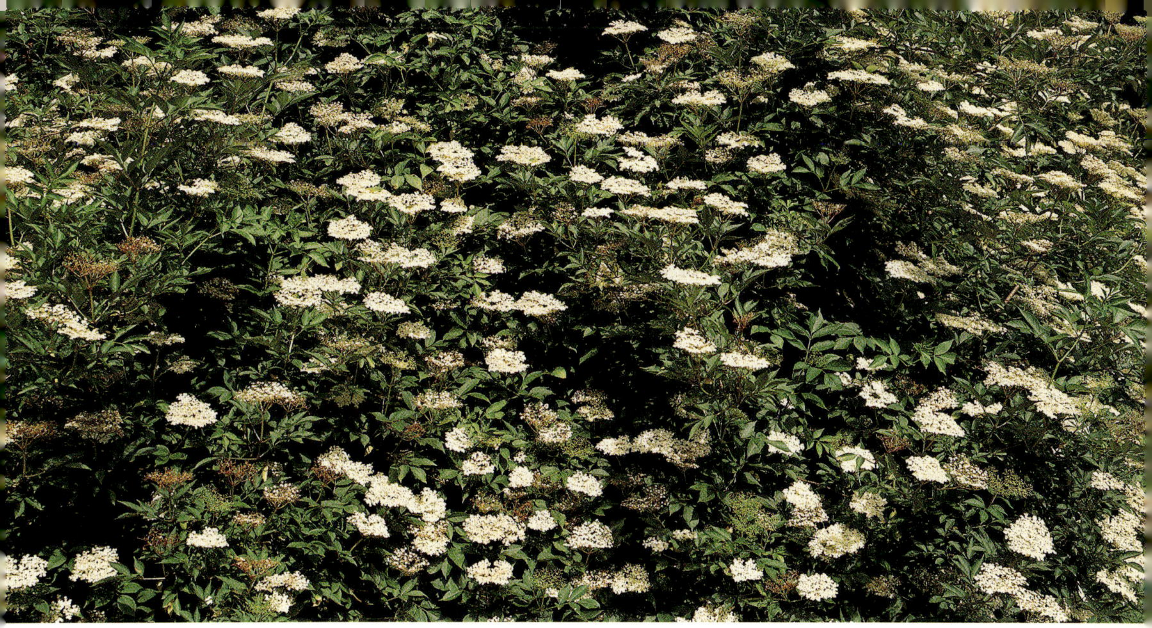

schergruppen an verschiedenen Wissenschaftszentren haben nachgewiesen, dass in den unter- und oberirdisch wachsenden Pflanzenbestandteilen tatsächlich äußerst wirksame Inhaltsstoffe stecken. Dabei interessieren sich die Mediziner und Biologen in jüngster Zeit besonders für eine Gruppe von »bioaktiven Substanzen«, die ganz spezielle gesundheitliche Wirkungen entfalten sollen. Diese Stoffe werden auch als »sekundäre Pflanzenstoffe« bezeichnet, da sie nicht wie die »primären Pflanzenstoffe« (etwa Kohlenhydrate oder Eiweiß) zu den Hauptbestandteilen eines Gewächses gehören.

Holunder enthält neben Vitaminen und Mineralien eine Vielzahl an wertvollen sekundären Pflanzenstoffen.

Sekundäre Pflanzenstoffe sind »natürliche Medikamente«

Sekundäre Pflanzenstoffe kommen in den unterschiedlichsten chemischen Verbindungen praktisch in allen Obst-, Gemüse- und Getreidearten vor. Lange waren Wissenschaftler der Meinung, dass die Natur die »Phytochemikalien« lediglich für Hilfsarbeiten an und in der Pflanze vorgesehen hat: um Schädlinge abzuwehren, Bakterien-, Viren- und Pilzbefall zu verhindern, das Wachstum zu regulieren, vor UV-Strahlen zu schützen und den Pflanzen die typische Farbe, den unverkennbaren Geruch und den unverwechselbaren Geschmack zu geben.

Inzwischen hat man aber erkannt, dass die sekundären Pflanzenstoffe für unsere Gesundheit keineswegs zweitrangig sind - obwohl der menschliche Organismus diese Substanzen nicht »essenziell«, also zum Überleben braucht, wie etwa die Mikronährstoffe, zu denen Vitamine und Mineralien zählen.

In kleinsten Mengen große Wirkungen

Die sekundären Stoffe kommen zwar nur in unvorstellbar kleinen Mengen in der Pflanze vor, dennoch sind sie für unseren Organismus enorm wichtig. Sie arbeiten nämlich in unserem Körper mit anderen Stoffen, wie den Enzymen und Vitaminen, zusammen und schützen so zum Beispiel die haarfeinen Gefäße des Blut- und Lymphsystems (Kapillaren).

Doch das ist es nicht allein. Von einigen dutzenden der bislang bekannten Phytochemikalien weiß man, dass sie pharmakologisch wie ein Arzneimittel wirken. Sie nehmen es mit Viren, Bakterien oder Pilzen auf, sie stärken die körpereigenen Abwehrkräfte und verhindern oder hemmen das Wachstum von Krebszellen.

INFO

Es gibt insgesamt schätzungsweise 5000 bis 10000 sekundäre Pflanzenstoffe, die an vielen Stoffwechselvorgängen beteiligt sind. Sie helfen uns, gesund und fit zu bleiben, indem sie beispielsweise freie Radikale vernichten.

Hochwirksame Radikalenfänger

Die positiven Effekte sind unter anderem damit zu erklären, dass die natürlichen Pflanzenstoffe »Freie Radikale« im Gewebe abfangen können. Diese Sauerstoffverbindungen sind, sofern sie in Maßen anfallen, grundsätzlich nicht gefährlich. Sie unterstützen sogar die körpereigene Abwehr im Kampf gegen Bakterien und Viren. Erst wenn zu viele davon vorhanden sind und das natürliche Abwehrsystem nicht mehr mit ihnen klarkommt, können sie lebenden Organismen äußerst gefährlich werden. Freie Radikale entstehen, wenn durch Stoffwechselreaktionen oder Schadstoffe, die in den Körper gelangen, einem Molekül ein Elektron entrissen wird. Daraufhin greift dieses radikale Molekül andere Zellen an und versucht, ins Zellinnere einzudringen und die dort gelagerten Träger der Erbsubstanz zu schädigen. Die möglichen Folgen: Die Zelle geht zugrunde oder verwandelt sich in eine Krebszelle.

Den aggressiven und zerstörerischen Sauerstoffverbindungen wird eine Reihe von Krankheiten angelastet. An der Zuckerkrankheit (Diabetes mellitus), frühzeitiger Erblindung, Krebs, Arteriosklerose und Autoimmunerkrankungen sollen sie beteiligt sein.
Neben den sekundären Pflanzenstoffen hat der Holunder weitere Antioxidanzien zu bieten wie Vitamin C, Karotin (Provitamin A) sowie die Mineralstoffe Kalzium, Selen und Zink. Es sind allesamt hochwirksame Pflanzenbestandteile, die in der Lage sind, gegen Freie Radikale zu Felde zu ziehen.

INFO

Holunderbeeren enthalten – wie viele andere Wildfrüchte – besonders hohe Mengen an Polyphenolen, darunter auch das Flavonoid Rutin, das für die Färbung der Blüten zuständig ist.

Wozu Farb- und Gerbstoffe fähig sind

Der Holunder ist besonders gut mit Polyphenolen ausgerüstet. Diese sekundären Pflanzenstoffe, zu denen neben den Farbstoffen auch die Gerbstoffe gehören, sitzen hauptsächlich in vorderster Front, direkt unter den Randschichten der Pflanze. Dort können sie gefräßigen Schädlingen wie Schnecken, aber auch Bakterien und Pilzen am ehesten den Appetit verderben oder aber bei Bedarf mit ihrer oft intensiven Farbe Insekten und andere Tiere anlocken.
Zu den bekanntesten Polyphenolen gehören die biologisch aktiven Flavonoide, kurz »Bioflavonoide«, die den Pflanzen ihre charakteristische Färbung geben. In den vollreifen Früchten sorgen Farbstoffe aus der Gruppe der Anthocyanoside für das schwarzviolette Aussehen der Beeren. Flavonoide sind ebenso in den grünen Laubblättern und den Stängeln zu finden.

Aktiver Schutz für Herz und Kreislauf

Von den Flavonoiden weiß man, dass sie unter anderem die Elastizität unserer Blutgefäße verbessern und den Sauerstoffgehalt im Blut erhöhen. Und das ist schon eine ganze Menge. Dadurch, dass sie die Blutgefäße davor schützen, brüchig zu werden und zu verkalken, stärken sie das Kreislaufsystem, regulieren den Blutdruck und vermindern die Gefahr, einen Herzinfarkt oder Schlaganfall zu erleiden.

INFO

Aus Holunderbeeren gewinnt man den Farbstoff E163 Anthocyane, der beispielsweise Ochsenschwanzsuppen, Konfitüren und Süßigkeiten eine rotblaue Färbung gibt.

Man geht davon aus, dass Flavonoide das Vitamin C stabilisieren und für seine vollständige Aufnahme im Körper notwendig sind. Außerdem sollen sie schon in kleinsten Mengen Viren, Bakterien und anderen Mikroorganismen das Leben schwer machen sowie krampflösende und harntreibende Eigenschaften besitzen.
Forscher in verschiedenen Ländern sind weiteren Wirkungen auf der Spur. Einer italienischen Studie zufolge konnten Anthocyanoside den Cholesterin- und Triglyceridspiegel im Blut senken. Dass Rutingaben den Augen zugute kommen, die ja von feinsten Blutgefäßen durchzogen sind, hat sich unlängst bei einer weiteren Studie an Menschen mit Grünem Star (Glaukom) gezeigt.

Betakarotin ist in beachtlicher Menge vorhanden

Von den fettlöslichen Karotinen kommen in der Natur über 500 vor. Am bekanntesten ist das Betakarotin, das im Holunder in recht beachtlicher Menge enthalten ist. Diese Substanz zählt ebenfalls zu den sekundären Pflanzenstoffen, sie wird auch als »Provitamin A« bezeichnet, da sie erst im Körper zu Vitamin A (Retinol) umgewandelt wird. Vitamin A in direkter Form nehmen wir ausschließlich über tierische Produkte (Fisch, Butter, Käse) auf.
Mikroskopische Untersuchungen zeigen, dass Betakarotin nicht nur als Provitamin für unseren Stoffwechsel wichtig ist, sondern erstaunliche immunstärkende Kräfte besitzt. Als Radikalenfänger trägt es dazu bei, aggressiven Substanzen im Körper das Handwerk zu legen, bevor sie uns schädlich werden können. Als Antioxidans soll es Lungen-, Brust-, Magen- und Hautkrebs vorbeugen. Betakarotin schirmt die Zellen der Pflanze vor schädigenden Lichteinflüssen ab – die gleiche Schutzfunktion übernimmt es auch in unserem Körper. Da es sich zu großen Teilen in unserer äußeren Hülle ansammelt, bietet es einen gewissen Schutz vor Sonnenbrand – und beugt den Alterungsprozessen der Haut vor.
Das eigentliche Vitamin A ist unter anderem wichtig für die Sehkraft, für Schleimhäute, Haut und Haare, für Wachstum und Nervenstoffwechsel und für den Aufbau wichtiger Sexualhormone.

Lektine – die Superklebstoffe

In der frischen Rinde, den Früchten und den Beeren des Holunders haben Mikrobiologen Eiweißverbindungen entdeckt, die sich wie ein Superklebstoff mit anderen Organismen verbinden. Lektine werden beispielsweise von Bakterien oder Viren dazu benutzt, sich an andere lebende Organismen anzuhängen. Auf der Oberfläche der Leber oder in den Gallengängen machen sich die Eiweißstoffe nützlich, weil sie hier Krankheitserreger dingfest machen. Andererseits können einige Nahrungslektine die Blutzellen eines Bluttyps verklumpen, während sie die Zellen von Menschen mit einer anderen Blutgruppe verschonen. Von einigen Lektinen ist bekannt, dass sie immunstimulierende Eigenschaften besitzen. Sie heften sich an die Lymphozyten des Immunsystems und zwingen sie dadurch, sich zu teilen. Derzeit versuchen Forscher herauszufinden, inwieweit die Lektine im Holunder derart positive Effekte hervorrufen und wie sie bei der Transplantation von Knochenmark eingesetzt werden können.

Amerikanische Mediziner haben den Holunder jüngst in Hinblick auf die Blutgruppenverträglichkeit genauer aufs Korn genommen – und den Konsum von Tee und Beeren für Menschen mit den Bluttypen 0, A, B und AB weder als schädlich noch als vorteilhaft, sondern als »neutral« eingestuft.

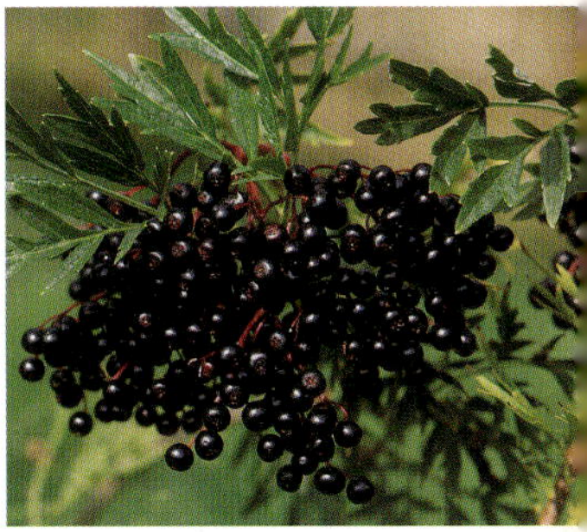

Holunderbeeren enthalten Lektine, die das Immunsystem positiv beeinflussen sollen.

Besonders heikel: Sambunigrin & Co.

Im Holunder sind einige Inhaltsstoffe von geradezu »durchschlagender Wirkung«. Das hatten schon unsere Vorfahren bemerkt, die Wurzeln, Rinde und Blätter gerade wegen ihrer abführenden oder Brechreiz erzeugenden Eigenschaften nutzten. Erst seit einiger Zeit weiß man, dass diese Wirkung vor allem durch Glykoside wie Sambunigrin, Prunasin, Holocalin und Zierin hervorgerufen wird, die im menschlichen Körper Blausäure freisetzen. Und die ist bekanntlich in zu großen Mengen giftig. Welche Menge an Blausäure vom Organismus toleriert wird, ist individuell verschieden. Sie liegt zwischen 1 und 30 Milligramm pro Kilogramm Körpergewicht.

»Zyanogene Glykoside« sind in hoher Konzentration in allen grünen Pflanzenteilen sowie in der Wurzel, der Rinde und den Kernen des Schwarzen Holunders nachweisbar. (In den Früchten des Kanadischen Holunders sollen die Blausäure bildenden Substanzen übrigens nicht enthalten sein.)
In kritischer Menge stecken sie auch in den unreifen Holunderbeeren, die deshalb vor der Verarbeitung unbedingt aussortiert werden sollten. In den Blüten und den vollreifen Holunderbeeren finden sich nur noch winzige Spuren davon. Das ist normalerweise kein Problem - bei der herkömmlichen Zubereitung von Blüten und Beeren ist eine unangenehme Reaktion auf die Pflanzenstoffe nicht zu befürchten. Im Allgemeinen wird darauf hingewiesen, dass Sambunigrin und Co. hitzelabil sind und beim Kochen völlig zerstört werden. Dieser »Lehrbuchmeinung« widersprechen jedoch Lebensmitteltechnologen, die Anfang der 1990er Jahre die Saftbereitung genauer aufs Korn nahmen. Sie stellten fest, dass bei der Verwendung ganzer Dolden (mit den grünen Stielen) der Anteil an Sambunigrin bereits um mehr als die Hälfte zunimmt.
Wie ungleich die unbekömmliche Substanz im Holunder verteilt ist, zeigt dieser Vergleich: Jeweils auf ein Kilogramm bezogen, enthalten die grünen Laubblätter 325 Milligramm Sambunigrin, der aus schwarzen Beeren gepresste Holundersaft nur noch magere 2,8 Milligramm. Aber: Sobald bei der Saftzubereitung nur 1,5 bis 2 Prozent grüne Pflanzenteile zwischen die vollreifen Beeren geraten, verdoppelt sich bereits der Sambunigrin-Gehalt.

Lieferant für die Vitamine B und C

Ohne Vitamine läuft in unserem Organismus gar nichts - ganz abgesehen davon, dass sie im Ruf stehen, sie können Infektionen durch Bakterien und Viren abwehren, die Immunabwehr stärken und uns vor bösartigen Erkrankungen schützen.
Vitamine sind lebensnotwendige, organische Wirkstoffe, die der Körper - mit wenigen Ausnahmen - nicht selbst produzieren kann.

Vitamine selbst bringen uns zwar weder Energie noch dienen sie dem Organismus als Baustoffe. Und doch sind sie bei allen Stoffwechselvorgängen unentbehrlich. Der Körper braucht sie als Katalysatoren, die Reaktionen steuern und ihren Ablauf beschleunigen oder hemmen. Schließlich arbeiten sie Hand in Hand mit Enzymen, Hormonen und Spurenelementen und sorgen so für das Gleichgewicht der biochemischen Abläufe im Stoffwechsel.
Der Holunder kann wertvolle Vitamine aus der B-Gruppe (Thiamin, Riboflavin, Niazin, Pantothensäure, Pyridoxin, Folsäure und Biotin) und Vitamin C beisteuern.

Vitamin C – Hilfe für das Immunsystem

Das besondere Plus von Vitamin C (Ascorbinsäure) ist, dass es die körpereigenen Abwehrkräfte mobilisieren und als Radikalenfänger die schädliche Oxidation der Zellen verhindern kann. Neuesten Erkenntnissen zufolge ist es obendrein ein echter Fatburner, der für den Abbau überflüssiger Fettpölsterchen sorgen kann.
100 Gramm vollreife Holunderbeeren enthalten etwa 18 Milligramm Vitamin C. Das ist im Vergleich zu anderen Wildfrüchten wie Sanddorn (450 mg) oder Hagebutten (1250 mg) nicht die Welt. Betrachtet man jedoch den Saft, ist der Vitamin-C-Gehalt doch ganz beachtlich. Holundersaft enthält durchschnittlich 260 Milligramm pro Liter, während beispielsweise Apfelsaft auf schlappe 14 Milligramm Vitamin C kommt.

INFO

Mit einem Glas Holundersaft decken Sie leicht die Menge von 75 Milligramm Vitamin C, die von der Deutschen Gesellschaft für Ernährung (DGE) als tägliche Dosis empfohlen wird.

Beachtlicher Mineralstoffgehalt

Mineralstoffe sind so etwas wie die Zündkerzen des Stoffwechsels. Inzwischen kennt man 18 verschiedene Elemente, die in einer engen Wechselbeziehung zueinander stehen, sich gegenseitig hemmen oder fördern. Auch die Vitamine sind auf die Hilfe der Mineralstoffe angewiesen, ohne die sie nicht absorbiert werden können. Mineralien und Spurenelemente braucht der Körper vor allem für das Wachstum, um Zellen, Gewebe und Organe gesund zu halten.

INFO

Der Vitamin- und Mineraliengehalt des Holunders ist von Bodenbeschaffenheit, Sorte, Klima, Transport und Lagerung abhängig und kann starken Schwankungen unterworfen sein.

Da unser Organismus die lebensnotwendigen »essenziellen« Nährstoffe nicht selbst produzieren kann, müssen wir sie mit der Nahrung aufnehmen.

In den Beeren des Schwarzen Holunders ist von allen Mineralien Kalium in größter Menge vorhanden. 100 Gramm Früchte enthalten rund 300 Milligramm (100 ml Press-Saft 168 mg) – die empfohlene Tagesdosis liegt bei 3000 bis 4000 Milligramm. Kalium wirkt zusammen mit Natrium positiv auf das Herz und reguliert die Tätigkeit der Nieren. Und das wiederum erklärt, warum Holunderbeeren entwässernd wirken und Wassereinlagerungen im Gewebe (Ödeme) entgegensteuern können. Außer Kalium und Natrium können wir mit Holunderbeeren Kalzium, Magnesium, Phosphor und Chlorid sowie in geringer Menge Eisen zuführen.

Darüber hinaus sollen Holunderbeeren zuweilen einen beachtlichen Selen-Gehalt aufweisen. Dieses Spurenelement stärkt die Abwehrkraft jeder einzelnen Körperzelle und schützt den Organismus vor der giftigen Wirkung aggressiver Substanzen. Allerdings hängt der Gehalt stark vom Zustand des Bodens ab, auf dem eine Pflanze wächst.

Vielfach unterschätzt: die medizinischen Qualitäten

Im Holunder steckt eine ordentliche Portion harmonisch aufeinander abgestimmter Nähr- und Vitalstoffe, die in den verschiedenen Zubereitungen unserem Wohlbefinden zugute kommen. Sie greifen praktisch in den gesamten Stoffwechsel ein.

Die schwarzroten Beeren sind als Mus, Saft, Wein, Gelee oder zu Suppe verarbeitet also nicht nur kulinarische Spitzenreiter, sondern zudem äußerst gesund. Der aus den Beeren zubereitete heiße Holundersaft gilt ohnehin als klassisches Erkältungselixier. Holunderwein wird getrunken, um den Stuhlgang zu regulieren, den Appetit anzuregen oder den Kreislauf in Schwung zu bringen.

Holundermus kennt die Volksheilkunde als wirksames Mittel bei Entzündungen des Darms, bei Nervenschmerzen im Gesicht (Trigeminusneuralgie) und im Bereich des Ischiasnervs.

Noch lange nicht vollständig erforscht

Doch man weiß freilich längst noch nicht alles über die inneren Werte des erstaunlichen Gewächses und ihre Wirkung auf den Körper. Immerhin: Die Wirksamkeit und Unbedenklichkeit der Holunderblüten stand bereits 1984 auf dem Prüfstand. Seinerzeit hat die unabhängige Sachverständigen-Kommission E des früheren Bundesgesundheitsamtes (BGA, heute BfArM) bestätigt, dass der »Flieder- oder Holunderblütentee« ein Heilmittel ist, das keine unerwünschten Nebenwirkungen hat. Die Droge »Sambuci flos« (die getrockneten Holunderblüten) ist wegen ihrer schweißtreibenden und sekretionsfördernden Eigenschaften seit jeher Bestandteil vieler bewährter Erkältungstees, während die Blüten als Blut- und Hautreinigungsmittel sowie als Blutdrucksenker bekannt sind.
Auch heute setzen Naturärzte auf die entwässernde und fiebersenkende Wirkung der Holunderblüten, die Studien zufolge in der Lage sind, die körpereigenen Abwehrkräfte anzuregen. Die Blüten erleichtern nicht nur das Abhusten von Schleim, sondern sind auch krampflösend bei Schmerzen, wirken beruhigend und lindernd.

INFO

Pharmakologische Analysen sagen noch nichts über den komplizierten Mechanismus aus, mit dem sämtliche Substanzen auf unseren Organismus einwirken.

Wozu Holunder von Amts wegen taugt

Amtlich bestätigt ist lediglich, dass die getrockneten Holunderblüten in entsprechender Zubereitung eine schweißtreibende Wirkung haben und die Bronchialsekretion vermehren. Einige Phytotherapeuten sind hingegen davon überzeugt, dass die medizinischen Qualitäten des Holunders völlig unterschätzt werden. Schließlich ist die amtliche Pflanzendarstellung (Monographie) nicht mehr auf der Höhe der Zeit, und es müssten sowohl die Angaben zu den Blüten aktualisiert als auch die Beeren mit einem offiziellen Heilpflanzen-Steckbrief bedacht werden.

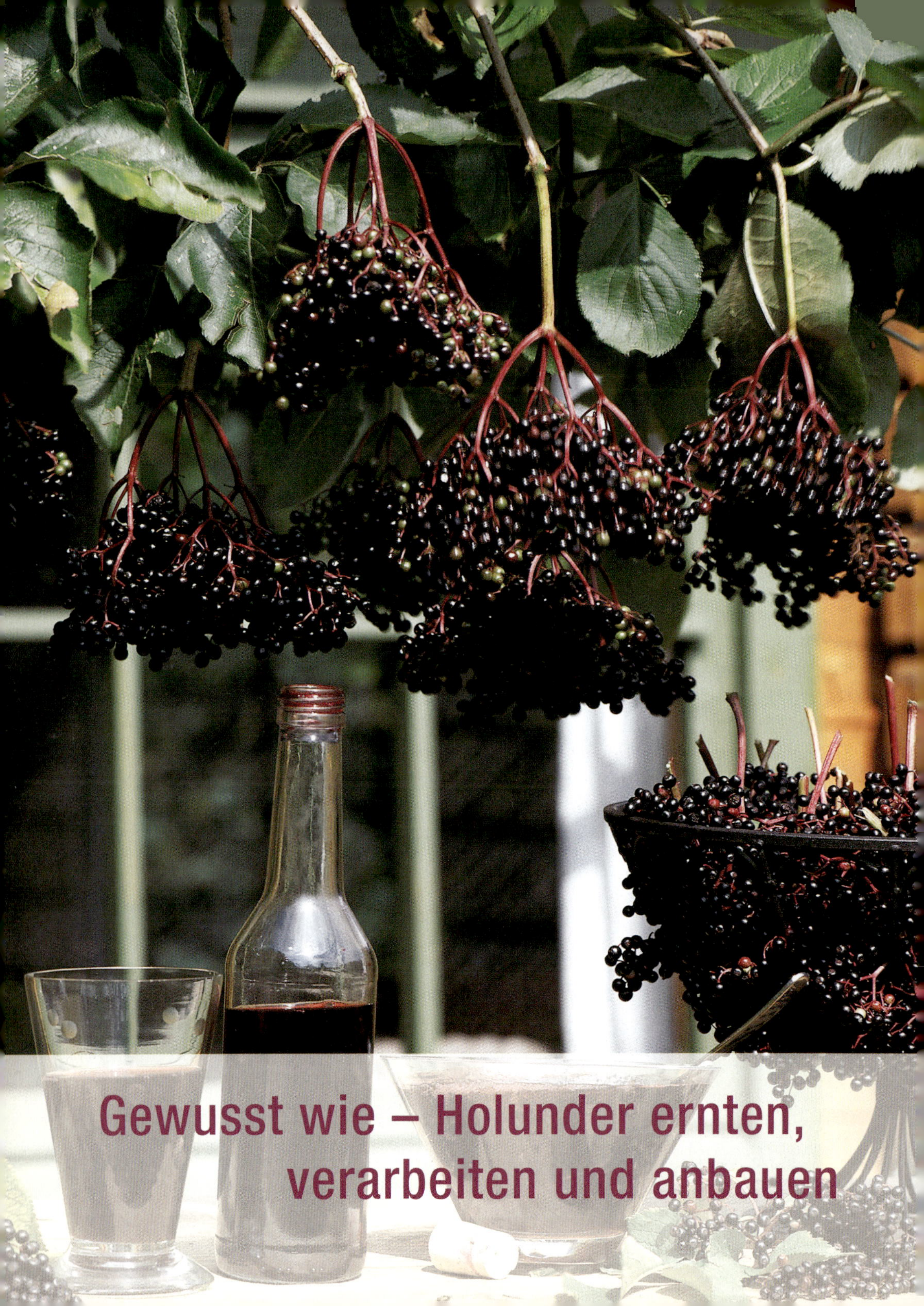

Gewusst wie – Holunder ernten, verarbeiten und anbauen

Da der wild wachsende Hollerbusch hierzulande fast überall in der freien Natur gedeiht, können Sie sich die Zutaten für Ihr Hausmittel oder Ihren Speiseplan frisch pflücken. Und das, ohne lange Transportwege in Kauf nehmen zu müssen.
Falls Sie sich zum ersten Mal mit scharfem Messer und Korb ausgerüstet daranmachen, Holunderblüten, -blätter oder -beeren zu ernten, sollten Sie einige goldene Sammlerregeln kennen:

Der beste Zeitpunkt

- Grundsätzlich gilt: Die Holunderblüten und -beeren bei schönem Wetter ernten, wenn die Morgensonne gerade die Tautropfen weggetrocknet hat und andererseits die Hitze noch nicht auf den Pflanzen brennt.
- Die jungen Blätter werden vor der Blütezeit von März bis Mai, dunkle Blätter bis Oktober von den Zweigen gestreift.
- Voll erblühte Dolden können von Mai bis Juli gepflückt werden.
- Die schwarzvioletten Beeren sind von September bis Oktober, manchmal bis Anfang November erntereif.
- Die Wurzeln könnten jederzeit ausgegraben werden. Sie sollten aber ihrer giftigen Inhaltsstoffe wegen nur aus der Apotheke bezogen werden.
- Das saftige Grün der inneren Rinde müsste man im Frühling von den Ästen schaben, bevor die Blätter sich voll entwickelt haben. Doch besorgen Sie sich die geschabte Rinde mit den Anwendungshinweisen besser gleich in der Apotheke, denn bei falscher Dosierung können heftige Körperreaktionen wie Durchfall oder sogar Nierenentzündungen die Folge sein.
- Mit der Blütenernte müssen Sie nicht, wie im Volksglauben überliefert, bis zur »Sonnwend« am 24. Juni (Johannistag) warten. Sonst verpassen Sie womöglich die Vollblütezeit, die von der Holundersorte und vom Verlauf des Frühlings abhängt. In manchen Gegenden ist der Holunder Mitte Juni bereits fleißig dabei, aus den Blüten die Beeren zu bilden.

TIPP

Legen Sie die gesammelten Blüten, Beeren oder Blätter in dünnen Schichten in den Transportbehälter, damit sie nicht zerdrückt werden. Bei Vollmond soll übrigens die Konzentration der Blütenstoffe besonders stark sein.

Wo und wie ernten

- Bevorzugte Plätze sind Waldlichtungen, Auen und Gärten. Lassen Sie Holunder an viel befahrenen Straßen, an Schutthalden oder in der Nähe von frisch gedüngten oder gespritzten Wiesen und Feldern links liegen.
- Schneiden Sie die Dolden mit einer Gartenschere oder einem scharfen Messer ab.
- Wählen Sie nur saubere Pflanzenteile aus, die weder verstaubt noch von Blattläusen befallen sind.
- Lassen Sie unbedingt einen Teil der Trugdolden stehen, damit sich aus den Blüten die Beeren entwickeln können – und die weitere Verbreitung der Pflanze gesichert ist.
- Graben Sie nicht um den Holunderstrauch herum, Sie könnten die flachen Wurzeln verletzen.

TIPP

Auch wenn die glänzenden Holunderfrüchte das Wasser im Mund zusammenlaufen lassen: Naschen Sie beim Ernten nicht von den Beeren, sonst gibt es fürchterliche Bauchschmerzen!

Schonend verarbeiten

Verarbeiten Sie die Blüten, Blätter und Beeren gleich nach dem Ernten. Sofern sie nicht frisch zubereitet werden, können sie getrocknet oder tiefgefroren einige Monate lang ihre Inhaltsstoffe bewahren. Je schneller Sie das Erntegut trocknen, desto mehr Inhaltsstoffe bleiben erhalten.

- Breiten Sie die vorsichtig gewaschenen Blütendolden, die grünen Blätter oder die abgerebelten Früchte auf einem Bogen Küchenpapier aus. Die Dolden können Sie auch aufhängen.
- Die Pflanzenteile sollen an einem warmen, luftigen Ort, aber nicht in der prallen Sonne trocknen.
- Im Backofen können Sie bei einer gleichmäßigen Temperatur von 35 bis 40 °C den Pflanzen ebenfalls die Feuchtigkeit entziehen.
- Besonders schnell geht's in der Mikrowelle: Einfach die Blüten und Blätter in mikrowellentaugliches Papier einschlagen und auf niedriger Stufe erhitzen.
- Die Blüten und Blätter sind ausreichend trocken, sobald sie beim Zerreiben zwischen den Fingern knistern.

- Rebeln Sie die getrockneten Blüten vorsichtig von der Dolde.
- Benutzen Sie zum Zerkleinern der getrockneten Pflanzenteile möglichst einen Mörser aus Porzellan oder Holz.
- Füllen Sie die getrockneten Blätter, Blüten oder Beeren jeweils in luftdichte Behälter. Gefäße aus dunklem Glas, Keramik oder Holz sind am besten geeignet.
- Die Holunder-»Droge« sollte innerhalb eines Jahres aufgebraucht sein, denn bei längerer Lagerung sind so gut wie keine heilsamen Wirkstoffe mehr vorhanden.

Eiskalt liegen lassen

Holunderbeeren, -blüten oder -blätter überstehen auch monatelange Aufenthalte in der Tiefkühltruhe beinahe unbeschadet. Vorausgesetzt, sie werden richtig in den Kälteschlaf versetzt. Und das geht so:

- Pflückfrische Dolden kurz waschen und abtropfen lassen.
- Beeren von den dünnen Stielen abstreifen (gelingt gut mit einer Gabel oder einem groben »Strähnchenkamm«).
- Unreife grüne oder hellrote Früchte sorgfältig aussortieren.
- Blüten dicht am Stängelende von den Dolden schneiden.
- Ganze Blätter oder Blüten mit etwas Wasser in Eiswürfelbehälter geben, später in Tiefkühlbeutel umfüllen.
- Die Beeren portionsweise in Folienbeutel verpacken. Achten Sie darauf, dass die Verpackung fest anliegt, damit möglichst kein Sauerstoff an die Beeren kommt. Sie trocknen sonst aus.
- Verpassen Sie zuerst dem Kühlgut einen Kälteschock mit der Schnellfroststufe. So können sich keine spitzen Eiskristalle bilden, die das Zellgewebe der Pflanzen und damit auch die wertvollen Inhaltsstoffe zerstören.
- Bei einer Mindesttemperatur von –18 °C können Sie die Holunderbestandteile bis zur nächsten Erntezeit in der Tiefkühltruhe lagern.
- Bereiten Sie aufgetaute Ware sofort zu und verbrauchen Sie sie umgehend.

TIPP

Wenn es einmal schnell gehen muss und Sie keine Zeit für die Verarbeitung haben, können Sie auch ganze Dolden einfrieren und die grünen Anteile erst unmittelbar vor der Zubereitung aussortieren.

Gelingt fast immer: Holunder selber ziehen

Eingefleischten Hobbygärtnern gelingt es meist auf Anhieb, ein Prachtexemplar von Holunder selbst zu ziehen. Mit ein bisschen Anfängerglück bekommen es auch diejenigen hin, die sich mit dem Geißblattgewächs (noch) nicht sonderlich auskennen. Holunder ist wirklich einfach anzupflanzen, zumal die genügsame Pflanze keine großen Ansprüche stellt. Wenn Sie ihr im Garten ein feuchtes, halbschattiges Plätzchen bieten können, wo die Erde reich an organischen Materialien, Kalk und Stickstoff ist, sind das schon beste Voraussetzungen. Die Nähe eines Komposthaufens ist ein geradezu idealer Standort.

So klappt's am besten

TIPP

Der schnell wachsende Holunderstrauch ist ideal, um den Hausgarten rasch zu begrünen. Achten Sie nur darauf, die Holunderpflänzchen nicht ständigem Wind und praller Sonne auszusetzen.

Die einfachste, allerdings nicht ganz so zuverlässige Methode ist, im Frühsommer einen grünen Holunderast ins Wasserglas zu stellen, an dessen Ende Sie alle Blätter bis auf drei entfernen. Hat der Ast nach einigen Wochen Wurzeln gebildet, können Sie ihn mit einem Stock als Stützhilfe direkt in die lockere Gartenerde setzen.

Fast noch unproblematischer, dafür etwas aufwändiger ist es, den Holunder aus Samen zu ziehen. In der Natur geschieht dies ständig, wenn Vögel die Beeren fressen und die unverdauten Kerne aufs Erdreich fallen. Stecken Sie einige getrocknete, vollreife Beeren etwa zwei Zentimeter tief in einen Topf mit Gartenerde. Wählen Sie als Standort ein sonniges, zugfreies Plätzchen aus. Halten Sie die Erde gut feucht, vermeiden Sie aber Staunässe. Sobald die Samen aufgegangen sind, sollten die Keimlinge im Halbschatten heranwachsen. Und zwar so lange, bis die Pflänzchen kräftig genug sind, um sich im Freien mit ihren Wurzeln an Ort und Stelle zu verankern.

Eine andere Methode ist, den Holunder durch harte Stecklinge zu vermehren. Die Profis schneiden bereits vor dem ersten starken Frost 1 cm dicke Hartholzstecklinge von einjährigen Trieben. Dabei achten sie genau auf die Anzahl der »Augenpaare« (Knospen), die solch ein Steckholz haben muss.

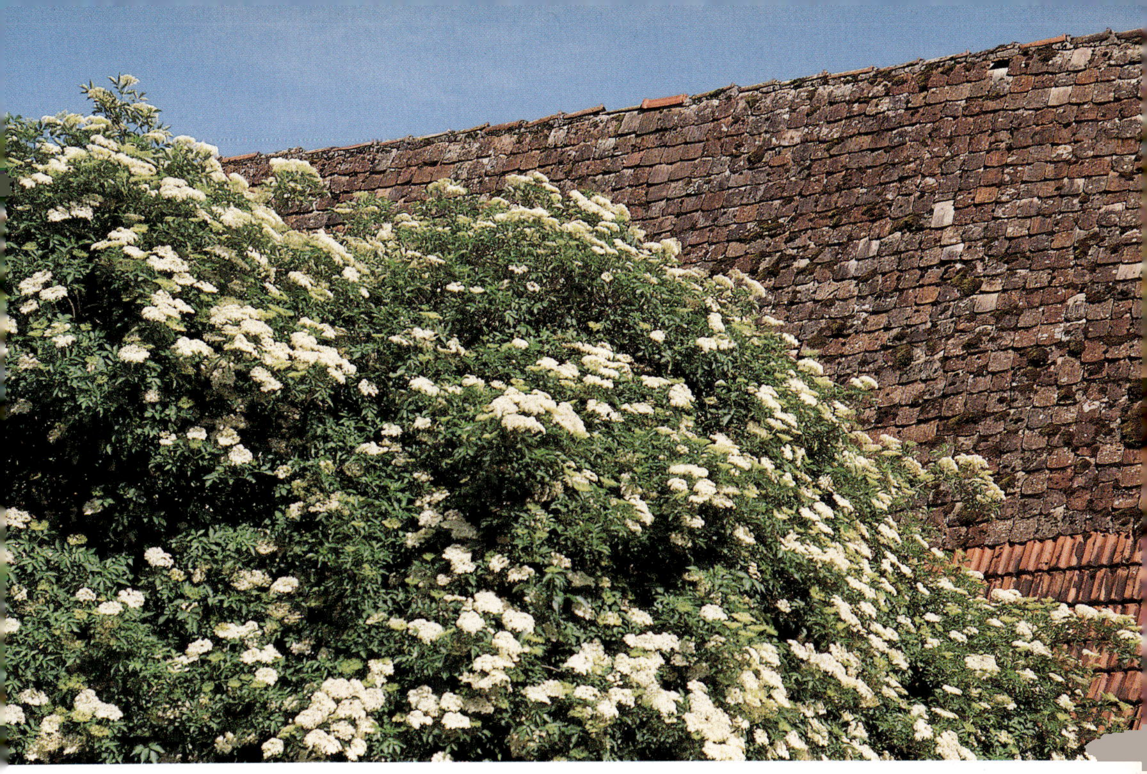

Der Holunder gedeiht fast überall, da er nur geringe Ansprüche stellt.

Doch keine Sorge, auch falls Sie solch einen Trieb nicht auf Anhieb erkennen, die Chancen stehen gut, dass es dennoch klappt: Schneiden Sie im Sommer einen fast ellenlangen, jungen Ast von einem Holunderbusch, stecken Sie ihn eine Handbreit tief in die Erde eines großen Blumentopfes oder gleich in lockeren, humusreichen Gartenboden. So oder so muss die Erde stets gut feucht, darf aber keinesfalls nass sein. Nach etwa einem Monat sollte der Steckling erste Wurzeln geschlagen haben.

Den Zögling aus der Baumschule holen

Das Einfachste ist natürlich, sich eine kräftige Jungpflanze in einer gut sortierten Baumschule auszusuchen. Dort gibt es verschiedene, reich tragende Sorten, die zu unterschiedlichen Zeiten reifen. Bei der österreichischen Sorte 'Haschberg', einer besonders großbeerigen Züchtung, ist es im September so weit. Die Beeren der dänischen Sorten 'Samdal', 'Samidor', 'Sampo' und 'Samy' können Sie bereits im August ernten. Wenn Sie die jungen Pflänzchen im Frühjahr in den Boden bringen, haben sie bis zum Winter genügend Zeit, Holz zu bilden. Für die weitere Verbreitung sorgen dann schon die gefiederten Freunde.

TIPP

Um dem jungen Holunder den Verpflanzungsschock zu ersparen, kann er in biologisch abbaubaren Töpfen gezogen und mit ihnen ins Erdreich gesetzt werden. Als Standort ist der stickstoffreiche Boden in der Nähe eines Komposthaufens ideal.

Bei einem Pflanzabstand von vier bis fünf Metern haben die flachen Wurzeln Platz, sich im Boden auszubreiten. Da der Holunder leicht Wurzeln schlägt, brauchen Sie ihm nicht mit speziellen Wuchsstoffen aus dem Gartencenter auf die Sprünge zu helfen.

Im ersten Jahr entwickeln sich bereits die jungen Triebe, im zweiten Jahr können Sie womöglich schon das erste Kilo der saftigen Früchte ernten ...

Es geht auch ohne »einschneidende« Maßnahmen

Nach der Blüte sollten Sie den Holunder regelmäßig gießen, um ein Abrieseln der Beeren zu verhindern. Der Appetit des Kulturholunders nach Stickstoff ist zwar enorm, dennoch sollten Sie mit der zusätzlichen Gabe von entsprechendem Dünger zurückhaltend sein. Es ist schnell zu viel des Guten – die Pflanze reagiert darauf, indem sie weniger von den ernährungsphysiologisch so wichtigen Aminosäuren produziert.

Unsere Obstbauern kennen einige Tricks, mit denen sie das einstige Wildgehölz so bändigen, dass es als Kulturpflanze besonders viel von seinen gehaltvollen Früchten hervorbringt. Damit die Ernte reichlich ausfällt und die Beeren möglichst nahe am Boden reifen, lichten sie den Holunder alljährlich aus. Sie kürzen die älteren Äste behutsam bis auf die Knospen im unteren Bereich ein und schneiden schwaches Holz und abgetragene Triebe heraus.

Gute Nachbarschaft zahlt sich aus

Selbst wenn Sie Ihren selbst gepflanzten Hollerbusch wachsen lassen, wie es die Natur vorgesehen hat, können Sie reichlich Früchte ernten. Sollte der Strauch oder Baum nur wenig Beeren hervorbringen, hilft es mitunter, einen zweiten Holunder in nächster Nähe zu haben. So kommt es zu einer so genannten »Kreuzbestäubung«. Auf die ist die selbstfruchtende Pflanze eigentlich nicht angewiesen, manchmal aber tragen gute nachbarschaftliche Kontakte eben reichlich Früchte.

Schädlinge haben kaum eine Chance

Da ihn abgesehen von der Schwarzen Holunderblattlaus *(Aphis sambuci)* die meisten Schädlinge verschmähen und er mit seiner robusten Natur kaum krankheitsanfällig ist, gedeiht der »Hollerbusch« ohne große Pflege. Mitunter machen sich jedoch Mäuse über die fleischigen Wurzeln her. Besonders an feuchten Standplätzen, wo der Boden mit organischem Material (Mulch) bedeckt ist, sind die kleinen Nager mit Vorliebe am Werk.

Umweltbewusste Pflanzenfreunde gehen mit sanften Keulen gegen die Schädlinge vor. Der Blattlausplage versuchen sie mit einer Brennnesseljauche (gibt's auch fix und fertig als Spritzmittel im Gartenfachhandel) beizukommen. Wühlmäuse sollen sich durch eine flüssige Mixtur vertreiben lassen, bei der man frische Holunder- und Brennnesselblätter über Nacht oder sogar tagelang in Wasser ziehen lässt. Eine Lösung aus Zinnkraut und wildem Wermut soll eine ähnliche Wirkung haben.

Doch oft sind die kleinen Fresser über kurz oder lang wieder zur Stelle. Und mancher Holunderliebhaber kapituliert und pflückt dann doch lieber die Blüten und Beeren von einem schädlingsfreien Exemplar in freier Natur.

Wer auf dem Land wohnt, hat womöglich mit den natürlichen Bekämpfungsmaßnahme der Holunderbauern Erfolg: Sie stellen hohe Sitzstangen für Greifvögel auf, um ihnen die Mäusejagd zu erleichtern.

Sollten sich einige Stiele oder Teile der Dolden Ihres selbst gepflanzten Holunders dunkel verfärben, könnte die Pflanze an der »Stiellähme« erkrankt sein. Dazu kommt es, so vermuten die Fachleute, wenn das Nährstoffangebot nicht stimmt. In diesem Fall werden auch die Beeren nicht mehr vollständig reif. Oft hilft dann nur noch, die Pflanzenteile herauszuschneiden und den Holunder versuchsweise an einen anderen Standort zu verpflanzen.

TIPP

Auch wenn es länger dauert: Bekämpfen Sie die Schädlinge des Holunders nicht mit chemischen Giften. Die Rückstände können sich in der Pflanze und im Boden anreichern.

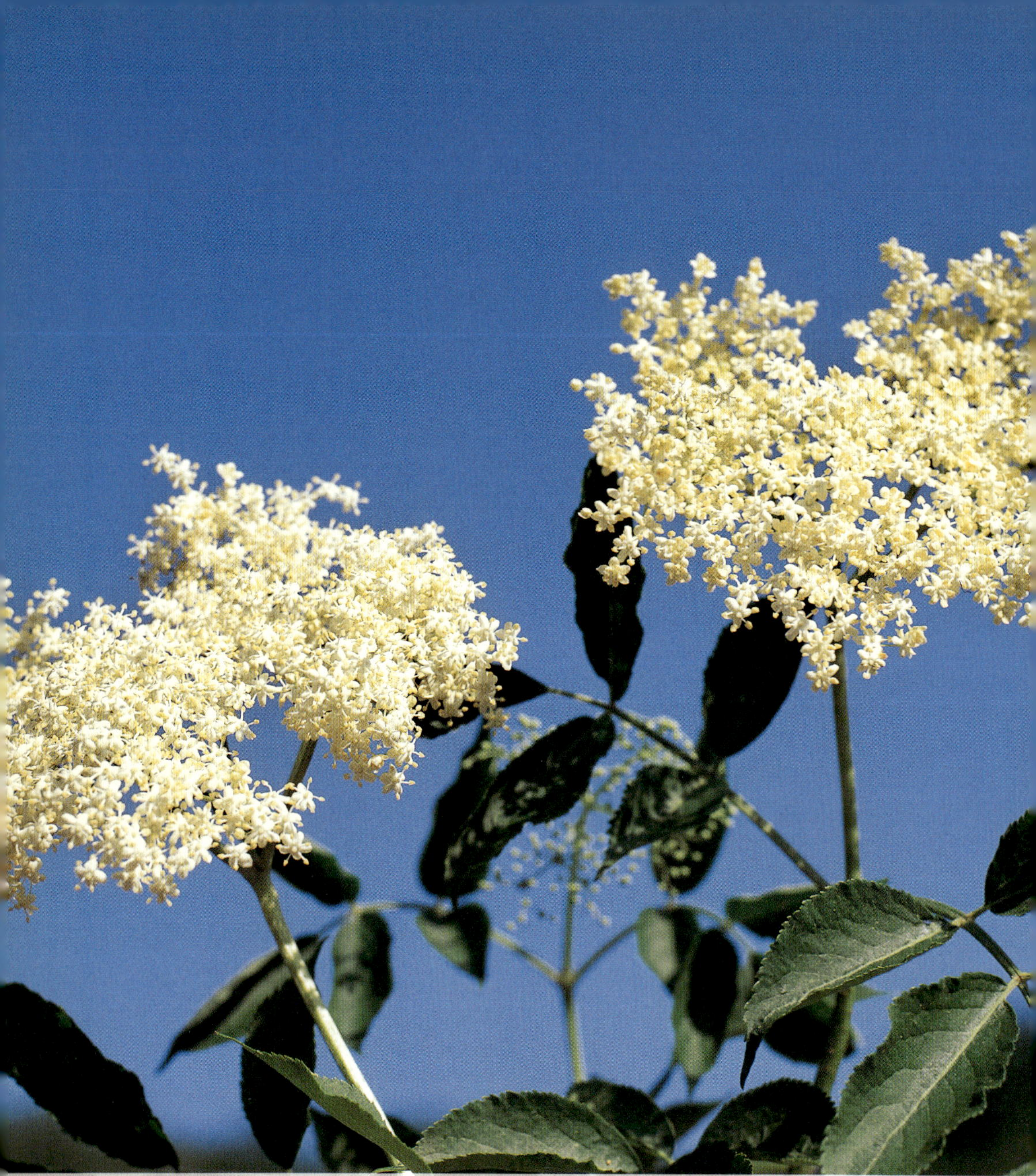

Holunderarzneien – ganz einfach selbst gemacht

Klassiker unter den Holunderarzneien sind der Blütentee und der Beerensaft. Daneben gibt es noch eine Fülle anderer Rezepturen, mit deren Hilfe sich beizeiten etwas gegen viele Alltagsbeschwerden und Missempfindungen ausrichten lässt.
Oft erfüllt so manche Holunder-Zubereitung allein schon als gesunde Nahrungsergänzung ihren medizinischen Zweck. Das ist vor allem dann der Fall, wenn die herkömmliche Ernährung nicht ausreicht, um die Widerstandskraft des Organismus gegen Krankheiten zu stärken und die Vitalität zu verbessern.

Holunderblütentee

- Nehmen Sie für 1 Tasse Tee 1 bis 2 gehäufte Teelöffel getrockneter Blüten oder die doppelte Menge an frischen Blüten.
- Übergießen Sie die Blüten mit kochend heißem Wasser, 10 bis 15 Minuten lang zugedeckt ziehen lassen, danach abseihen.

Brühen Sie den Holunderblütentee stets frisch auf. Als Schwitztee sollte er in großen Mengen so heiß wie möglich in den Körper gelangen.
Holunderblütentee ist schweißtreibend, fiebersenkend, schleimlösend und beruhigt die verkrampfte Atemmuskulatur. Hauptsächlich anwenden bei Entzündungen der oberen Atemwege, Heuschnupfen, Nebenhöhlenentzündungen sowie Kopf-, Zahn- und Ohrenschmerzen im Gefolge von Erkältungen und nicht zuletzt bei rheumatischen Beschwerden.

TIPP

Trinken Sie Ihren Gesundheitstee langsam in kleinen Schlucken. Süßen Sie ihn nur, wenn es unbedingt sein muss – mit Honig oder Zucker.

Hilft heiß oder kalt

Einen kräftigen, heißen Tee können Sie als Gurgelwasser, für Inhalationen und als Badezusatz verwenden, kalten Tee nehmen Sie für Auflagen bei brennenden oder geschwollenen Augen oder als Gesichtswasser bei empfindlicher Haut.

Holunderbeerentee

- Bringen Sie in einem Topf 1 Teelöffel getrocknete oder 2 Teelöffel frische Holunderbeeren mit $^1/_4$ Liter Wasser langsam zum Kochen.
- Danach gut 10 Minuten zugedeckt ziehen lassen und abseihen.

Holunderbeerentee regt, in kleinen Schlucken getrunken, über kurz oder lang die Darmtätigkeit an. Außerdem hat der Tee entwässernde Effekte und ist bei fieberhaften Erkältungskrankheiten hilfreich.
Die Erfahrungsmedizin empfiehlt den Tee auch bei Ischias und Neuralgien: Einfach die frisch gekochten Beeren auf ein Tuch streichen und als Breiumschlag auf schmerzende Muskel- und Gelenkpartien legen.

Holunderblättertee

TIPP

Bereiten Sie Ihren Tee in einem Gefäß aus Porzellan, Steingut oder Glas zu. Vermeiden Sie nach Möglichkeit Aluminium oder Kupfer, um die Gefahr einer Verunreinigung auszuschließen.

- Sie brauchen für 1 Tasse frisch aufgebrühten Tee 1 gehäuften Teelöffel trockener Blattstückchen oder 4 bis 5 frisch gepflückte, zerkleinerte Blätter.
- Überbrühen Sie die Pflanzenteile mit kochend heißem Wasser.
- 15 Minuten zugedeckt ziehen lassen. Danach die Flüssigkeit abseihen.

Tee aus Holunderblättern ist stark abführend, schleimlösend, harntreibend, schweißtreibend, blut- und hautreinigend – also die ideale Entschlackungshilfe für die Frühjahrskur. Beschränken Sie die Dosis auf zwei Tassen Tee am Tag.
Der Blättertee wird als Hausmittel zur unterstützenden Behandlung von Rheuma, Gicht, Nierenschwäche und Zuckerkrankheit (Diabetes mellitus) eingesetzt. Außerdem können Sie den Tee aus frischen Blättern zum Gurgeln bei Angina, Kehlkopfentzündungen und schlechtem Mundgeruch sowie als kräftigen Badezusatz bei Hautunreinheiten und Hämorrhoiden verwenden. Mit abgekühltem Holunderblättertee versucht man, Blattläuse zu vertreiben.

Tee aus der Holunderrinde

- Übergießen Sie 1 Teelöffel getrocknete oder 2 Teelöffel frische Rindenstückchen mit kochendem Wasser.

Die Inhaltsstoffe gehen am leichtesten in die Flüssigkeit über, wenn die Rinde pulverisiert ist. (Fachkundig hergestelltes Rindenpulver gibt's in der Apotheke oder in Drogerien.) Vom Rindentee sollten Sie allerdings nur sehr kleine Mengen konsumieren (siehe auch unten). In zu hoher Dosierung löst er Durchfall, Übelkeit und Erbrechen aus, in schlimmen Fällen kann es sogar zu einer Nierenentzündung kommen.

Tee aus Holunderrinde wird traditionell bei rheumatischen Beschwerden und zur Anregung der Magensaftproduktion getrunken. (Früher wurde er auch wegen seiner entwässernden Eigenschaften bei Herz- und Nierenleiden empfohlen.)

TIPP

Tee ist eine wirksame Droge. Kochen Sie Ihren Tee nicht auf Vorrat, denn durch Stehenlassen und Wiederaufwärmen entstehen die größten Wirkstoffverluste.

Mach mal Pause: Heiltee ist keine Dauergetränk

Holunderbeeren oder -blüten vertragen sich bestens mit vielen anderen Heilpflanzen. Das hat den Vorteil, dass Sie ganz individuelle Teemischungen zusammenstellen können, um beispielsweise eine Erkrankung gleich von mehreren Seiten anzugehen. Allerdings macht dies nur Sinn, wenn die Inhaltsstoffe der Mischung einander ergänzen und gegenseitig verstärken. Aber auch wenn Sie sich lediglich einen »Haustee« zubereiten, bei dem die Zutaten nach rein geschmacklichen Gründen ausgewählt wurden, gilt:

- Machen Sie keinen dieser Tees zu Ihrem ständigen Leibgetränk.
- Einen Heiltee aus ein und derselben Mischung sollten Sie nicht länger als drei Wochen trinken.
- Legen Sie danach eine mehrwöchige Pause ein, bevor Sie sich ihn wiederum drei Wochen lang schmecken lassen.
- Eine Daueranwendung könnte zu Nebenwirkungen führen, über die man bislang noch keine hinreichenden wissenschaftlichen Erkenntnisse hat.

TIPP

Holunderbeeren lassen sich gut einfrieren, so können Sie das ganze Jahr über köstlichen Holunderbeerensaft herstellen. Dieser hält sich im Kühlschrank einige Monate, angebrochene Flaschen sollten innerhalb weniger Tage aufgebraucht werden.

Holunderblütenwasser

- Setzen Sie die Blüten mit kaltem Wasser (4 Dolden auf 1 Liter), etwas Zucker oder Honig und Zitronensaft an.
- Lassen Sie die Mischung 6 bis 7 Stunden ziehen, dabei gelegentlich umrühren. Danach abseihen und nach Geschmack süßen.

Lagern Sie das fertige Elixier in Flaschen. Nach einigen Wochen wird daraus ein mostartiges Getränk. Anstelle von Zitronensaft können Sie auch zwei Messerspitzen Weinsteinsäure zugeben.
Das Elixier soll die wärmenden und lösenden Eigenschaften der Blüten entfalten und durch seine entgiftende Wirkung Steinbildungen sowie Muskel- und Gelenkbeschwerden vorbeugen. Außerdem hat es sich bei Wetterfühligkeit, Erkältungen und Katarrhen der Luftwege bewährt.

Holunderbeerensaft

Die Holunderbeeren können Sie auf verschiedene Weise in flüssiges Obst verwandeln:

- Verrühren Sie in einem Topf 1 kg frische oder tiefgefrorene Beeren mit 1 Tasse kaltem Wasser und lassen Sie den Ansatz 2 bis 3 Minuten kochen.
- Pressen Sie danach die Fruchtmasse durch ein Tuch oder Sieb.

Hierbei ist die Saftausbeute aber nicht allzu groß. Ergiebiger ist es, die gut verlesenen Beeren im Dampfentsafter auf 80 °C zu erhitzen, den Saft heiß in dunkle Flaschen abzufüllen und gut zu verschließen. Praktisch ist auch ein elektrischer Kaltentsafter, der die Flüssigkeit aus den frischen oder aufgetauten Beeren schleudert. Anschließend muss der Saft kurz zum Sieden gebracht werden.
Holunderbeerensaft wirkt fiebersenkend, appetitanregend und schleimlösend. Er kann zur allgemeinen Kräftigung, bei Erkältungen, Verdauungsstörungen, Erschöpfungszuständen, aber auch bei Migräne und Nervenschmerzen helfen.

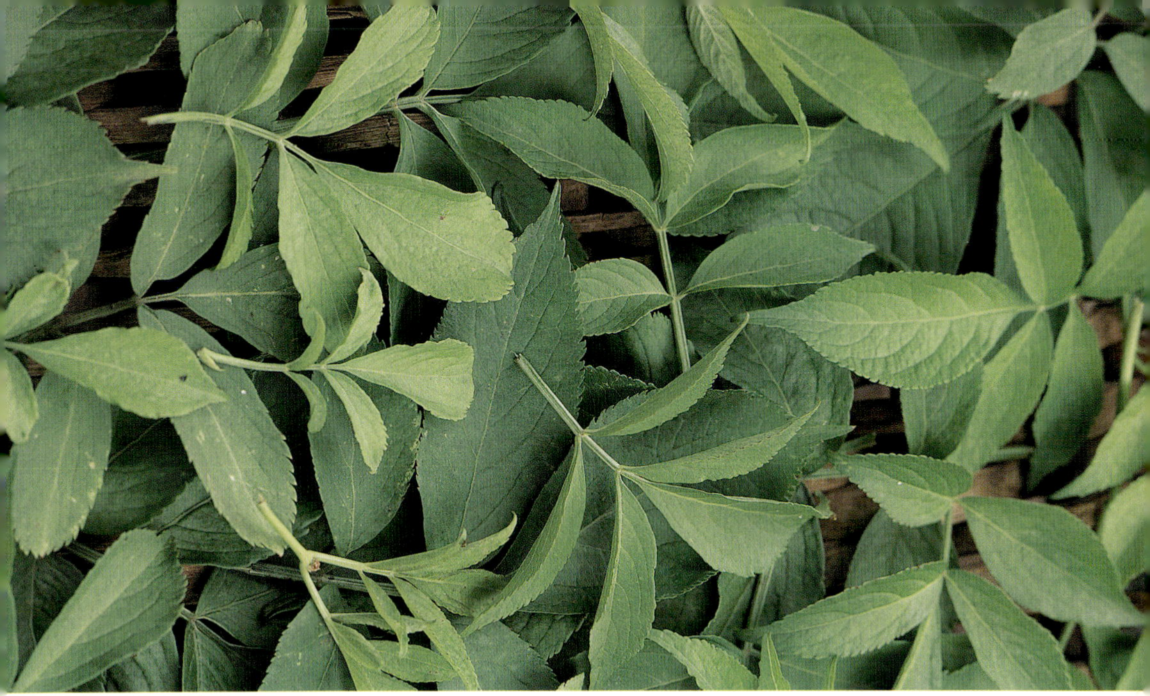

Der Saft aus frisch gepressten Holunderblättern dient äußerlich als Mückenschutzmittel.

Holunderblättersaft

Der Saft von frisch ausgepressten Blättern wird traditionell bei unreiner Haut und als Mückenschutz äußerlich angewendet. Doch Vorsicht: Wegen seiner giftigen Inhaltsstoffe darf er keinesfalls getrunken werden. Beim Holunderblättertee besteht diese Gefahr nicht, da das Blausäure bildende Sambunigrin weder in den gut durchgekochten noch in den getrockneten Blättern nachweisbar ist. Das Entsaften der Blätter ist mühsam und gelingt am ehesten mit dem elektrischen Kaltentsafter (siehe Holunderbeerensaft).

Holunderblütenessig

- Geben Sie frische Holunderblüten mit Wein- oder Apfelessig (je Dolde 1 Tasse Essig) in ein verschließbaren Gefäß aus Glas (keinen Kunststoff- oder Metall-Behälter nehmen), rühren Sie den Ansatz gut um und lassen Sie ihn mindestens 3 bis 4 Tage an einem dunklen Platz stehen (in der Sonne werden die Blüten schnell braun, und der Essig wird unansehnlich).
- Schwenken Sie den Behälter möglichst mehrmals täglich.
- Filtern Sie den fertigen Essig in dunkle Flaschen ab, die Sie gut verkorken.

Die Essigtinktur können Sie äußerlich pur oder verdünnt bei Hautunreinheiten, Muskel- und Gelenkbeschwerden anwenden. Sie eignet sich für Auflagen und Kompressen bei Atemwegserkrankungen und rheumatischen Beschwerden, zum Inhalieren bei Erkältungen, als Haarspülung und Badezusatz.
Zwei- bis dreimal täglich 1 Teelöffel mit etwas Wasser zu den Mahlzeiten eingenommen, unterstützt die Behandlung bei Erkältungskrankheiten, Magen-Darm-Problemen, Blasenschwäche, Gicht und Rheuma sowie bei schwacher Immunabwehr.

Holunderblütenöl

- Geben Sie getrocknete Holunderblüten in eine helle Flasche und füllen Sie sie randvoll mit Öl auf. Mit einem Stofftuch luftdurchlässig verschließen.
- Lassen Sie den Ansatz etwa drei Wochen lang an einem sonnigen Platz ziehen. Schwenken Sie in dieser Zeit die Flasche möglichst mehrmals täglich.
- Danach das Öl abseihen, in dunkle, gut verschließbare Flaschen füllen und kühl aufbewahren.

TIPP

Fette Holunderzubereitungen sollten Sie stets im Kühlschrank aufbewahren, damit sich keine Bakterien darin bilden. Brauchen Sie angebrochenes Holunderöl innerhalb von ein bis zwei Wochen auf.

Pflanzliche Öle sind für die Zubereitung von Holunderblütenöl sehr gut geeignet, da sie selbst wichtige fettlösliche Vitamine und essenzielle Fettsäuren enthalten, die der menschliche Körper nicht selbst bilden kann. Besonders die kaltgepressten Öle (Hanföl, Kürbiskernöl, Leinöl, Olivenöl, Rapsöl, Schwarzkümmelöl, Traubekernöl u. a.) haben positive gesundheitliche Wirkungen auf Blutzirkulation, Haut, Immunsystem und Stoffwechsel.
Eine Variante: Getrocknete Holunderblüten mit Öl (zum Beispiel 250 g auf 500 ml Sonnenblumenöl) in einem Topf erwärmen, drei Stunden auf kleiner Hitzestufe warm halten. Anschließend das Öl durch ein feines Tuch gießen und in dunkle Flaschen abfüllen.
Frische Blüten sind wegen ihres hohen Wasseranteils für die öligen Auszüge nicht ideal. Die Mischung wird schnell ranzig.

Nehmen Sie von dem Holunderblütenöl einen Teelöffel vor oder mit den Mahlzeiten ein, um Leibschmerzen zu lindern, bei Schleimhautentzündungen von Magen und Darm. Äußerlich können Sie das Öl zur Massage bei Muskel- und Gelenkbeschwerden sowie für Einreibungen bei Erkältungskrankheiten, rissiger Haut und Insektenstichen verwenden.

Holundersirup

Die verschiedenen Sirupvariationen sind recht einfach zuzubereiten: Mischen Sie 1 Teil Holundertinktur mit 3 Teilen Honig. Lassen Sie die süße Mixtur vor Gebrauch einige Stunden ziehen. Oder: Die frischen Holunderblüten 4 bis 6 Wochen in Honig einlegen, dann abfiltern und kühl aufbewahren. Holunderblüten und Honig ergänzen sich bestens, denn auch in dem Bienenprodukt stecken neben Frucht- und Traubenzucker sowie einigen Vitaminen und Mineralstoffen gesundheitlich wertvolle Substanzen.
Die reifen Holunderbeeren sind ebenfalls »siruptauglich«: Kochen Sie einen dünnen Brei aus frischen oder tiefgefrorenen Holunderbeeren mit etwas Wasser. Streichen Sie anschließend die Masse durch ein grobes Sieb oder Tuch, damit alle Kernchen zurückbleiben. Verkochen Sie den so gewonnenen Extrakt mit der dreifachen Menge Zucker langsam zu einem dicken Sirup.
Eine praktische Variante: Verrühren Sie 1 Tasse Honig mit 1/2 Tassen erhitztem Holunderbeersaft. Den Sirup abkühlen lassen und im Kühlschrank aufbewahren.
Holundersirup ist bei Erkältungen, Husten und leichten Halsschmerzen hilfreich.

TIPP

Füllen Sie die selbst gemachten Arzneien in mehrere kleine Behälter statt in einen großen ab. So können angebrochene Portionen schneller aufgebraucht werden. Zitronensäure (aus der Drogerie) macht Sirup für längere Zeit haltbar.

Holundertonikum

Dabei handelt es sich um einen Arzneiwein aus den Blüten oder den Beeren des Holunders, der nicht als Hausgetränk, sondern als ein allgemein stärkendes Mittel anzusehen ist.

Die Blüten können Sie mit Rot- oder Weißwein mischen. Geben Sie dazu 1 Hand voll getrockneter (oder die doppelte Menge frischer) Holunderblüten in eine Flasche und füllen Sie sie randvoll mit einem guten Wein. Die Mischung gut verschlossen an einem kühlen, dunklen Platz ziehen lassen. Wenn Sie den Behälter häufig schwenken, gehen die Inhaltsstoffe leichter in die Flüssigkeit über, und Sie können bereits nach zwei Tagen die Blüten abseihen.

Der Wein aus Holunderbeeren ist auch keine große Sache: Kochen Sie Beeren und Rotwein zu gleichen Teilen kurz auf, danach eine halbe Stunde köcheln lassen. Die Flüssigkeit durch ein Sieb gießen, mit Zucker abschmecken und unter Rühren kurz erhitzen. Den abgekühlten Beerenwein in Flaschen abfüllen. Solch ein Holundertonikum ist drei bis vier Monate haltbar.

Holunderwein regt die Verdauung an, lindert Völlegefühl und Magenschmerzen, hilft bei Erkältungen, Erschöpfungszuständen, Schlafstörungen, nervösen Herz- und Kreislaufbeschwerden.

Holundertinktur

INFO

Der Grundsatz »Tinktur – niemals pur« gilt auch für die hochprozentige Holunder-Zubereitung. Tinkturen sind außerdem nicht für Menschen geeignet, die gegen Alkohol allergisch sind, Alkoholprobleme oder ein Leberleiden haben.

Mithilfe von Alkohol lösen sich aus den Holunderbestandteilen Inhaltsstoffe, die beim Aufbrühen mit Wasser nicht freigesetzt werden. Außerdem konserviert Alkohol diese Substanzen auf natürlichem Weg. Man rechnet 1 Teil getrocknete oder die doppelte Menge frischer Blüten oder vollreifer Beeren auf 5 Teile Alkohol (zum Beispiel Doppelkorn oder Wodka). Geben Sie die Holunderbestandteile mit dem Alkohol in ein verschließbares Gefäß. Stellen Sie es an einen warmen Platz und schütteln Sie es möglichst mehrmals am Tag. Gießen Sie nach gut einer Woche die Flüssigkeit durch ein Gazetuch oder Teesieb in eine dunkle Flasche. Gut verschlossen aufbewahren.

Die Holundertinktur ist desinfizierend, blutreinigend, appetitanregend, entzündungshemmend, krampflösend, blutdruckregulierend, abwehrstärkend, kreislauffördernd und hemmt die allgemeine Gefäßverkalkung.

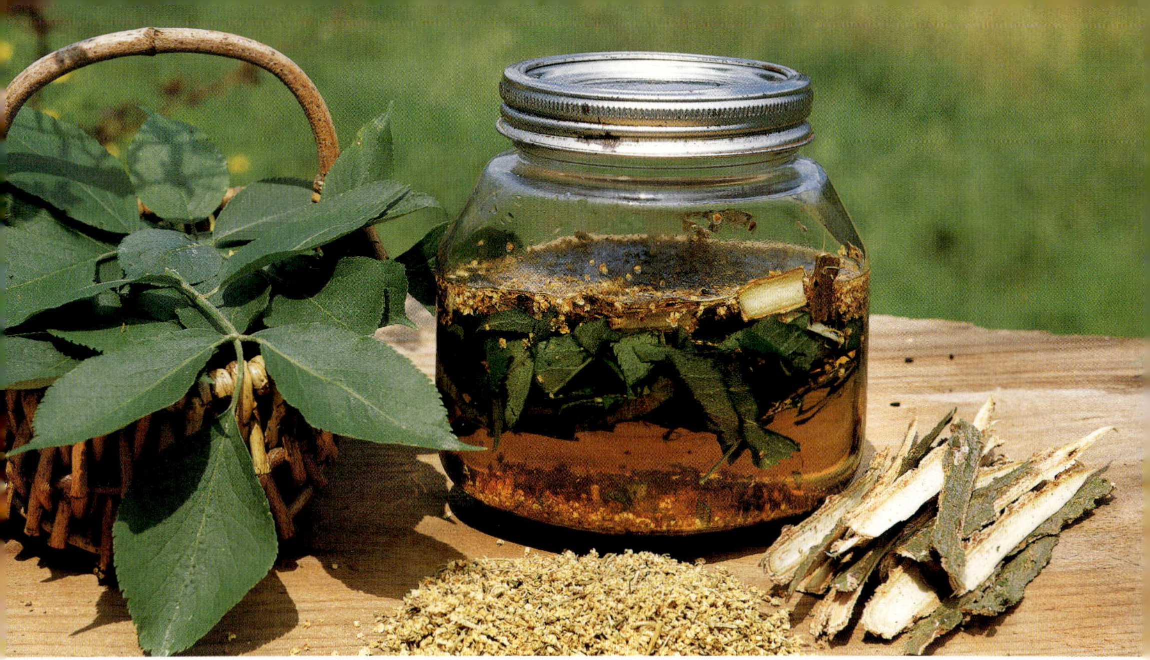

Tinktur aus Holunderblättern wird für Kompressen, Voll- oder Fußbäder, zum Einreiben und zum Gurgeln verwendet.

Holundermus pur

Kochen Sie Holunderbeeren mit etwas Wasser und Zitronensaft unter Rühren zu Mus. Drücken Sie die Masse durch ein grobes Sieb, um die Kerne zurückzuhalten. Mus, das nicht sofort verzehrt wird, lässt sich in gut verschlossenen Gläsern aufbewahren, mit einem Schuss Schnaps obenauf oder tiefgefroren.

Das Mus wird bei Erkältungen verzehrt, die mit Halsbeschwerden einhergehen. Äußerlich wird es traditionell als Auflage bei rheumatischen Beschwerden genutzt.

Holunderblüten- und Holunderblättersalbe

Als Salbengrundlage eignet sich Vaseline sehr gut: Da sie selbst nicht von der Haut aufgenommen wird, ist sie die ideale Trägersubstanz für die Wirkstoffe der Blätter/Blüten.

So einfach bereiten Sie die Salbe zu: Die frischen Blätter oder Blüten zerquetschen (möglichst mit dem Mörser), mit der dreifachen Menge Vaseline mischen, unter Umrühren langsam erhitzen und zum Kochen bringen. Die etwas abgekühlte Flüssigkeit durch ein feines Gazetuch in ein trockenes Glasgefäß gießen. Nach dem Erkalten gut verschließen und im Kühlschrank aufbewahren. Dort hält sich die Salbe etwa ein halbes Jahr.

TIPP

Holundersalbe eignet sich zur äußerlichen Behandlung von Frostbeulen, Hämorrhoiden, Muskel- und Gelenkbeschwerden.

Holunder fix und fertig

Wenn Sie sich ein Tässchen Blütentee aufgießen möchten, aber keine Gelegenheit haben, einen eigenen »Drogen«-Vorrat anzulegen, müssen Sie dennoch nicht auf den Genuss verzichten: Getrocknete Pflanzenteile gibt es, ebenso wie fertige Holunderzubereitungen, in Apotheken, Reformhäusern und sogar Supermärkten zu kaufen.

Es liegt in der Natur der Sache, dass diese fertigen Produkte von sehr unterschiedlicher Qualität sind. Die »Rohstoffe« für die industriell hergestellten Holunderzubereitungen stammen zum größten Teil aus Wildsammlungen. Blätter, Blüten und Beeren werden vorwiegend aus Russland, den Balkanstaaten und Portugal importiert. Aus heimischen Anbaugebieten sowie aus den Nachbarländern Dänemark und Österreich kommt nur ein kleiner Teil. Je nachdem, wie der Boden an den unterschiedlichen Standorten beschaffen ist, in welchem Klima der Holunder gedeiht, wie er geerntet, transportiert und nicht zuletzt wie und mit welchen Mitteln er aufbereitet wird – all das beeinflusst Konzentration und Menge der Inhaltsstoffe ganz erheblich.

Die Wirksamkeit der »Holundermedizin« kann demzufolge nie sicher abgeschätzt werden. Hinzu kommt, dass die meisten Produkte in erster Linie für den Verzehr gedacht sind. Säfte, Elixiere, Marmeladen und Sirups sind ebenso wie viele Teemischungen keine Arzneien im eigentlichen Sinn. Sie unterliegen als Nahrungsmittel oder Nahrungsergänzungsmittel nicht dem Arzneimittelgesetz, sondern dem weniger strengen Lebensmittelgesetz. Das bedeutet, dass sie außer einer Qualitätskontrolle keine speziellen Kontrollen durchlaufen. So dürfen aus rein geschmacklichen Gründen weitere Stoffe zugesetzt werden – welche die Heilwirkung entsprechend schmälern. Anders bei den Holunderblüten oder den Teemischungen, die in der Apotheke verkauft werden. Hier können Sie sich zumindest darauf verlassen, dass die Ware den Anforderungen des Deutschen Arzneibuchs oder den amtlichen Vorgaben der Arzneimittel-Monografien entspricht.

Ein Kapitel für sich: Die homöopathischen Mittel

Eine sanfte Alternative, Holunder als Heilmittel zu nutzen, sind homöopathische Präparate.

Eine homöopathische Aufbereitung aus frischen Holunderblättern und -blüten zu gleichen Teilen gibt es in flüssiger Form, als Tabletten und Streukügelchen (Globuli) in der Apotheke. Das Mittel heißt wie die ganze Pflanze: »Sambucus nigra«. Man nimmt es in unterschiedlichen Dosierungen ein, von den Homöopathen als Potenz bezeichnet. Die Potenz wird mit einem Buchstaben und einer Ziffer angegeben. D1 ist die im Verhältnis 1:10 verdünnte Urtinktur. D4 bedeutet, die homöopathische Mixtur wurde viermal im Verhältnis 1:10 verdünnt. Die Gefahr unerwünschter Nebenwirkungen ist gering, da nur kleine Mengen des Wirkstoffs eingenommen werden.

Sambucus nigra kann bei Katarrhen der oberen Luftwege, fieberhaften Erkältungen, Bronchialasthma, akutem Fließschnupfen, Muskel- und Gelenkrheumatismus hilfreich sein. Die »trockene Hitze« während des Schlafes und Schweißausbrüche beim Wachsein sind charakteristische Hinweise für die Auswahl des Mittels.

Die Selbstbehandlung ist stets dann möglich, wenn die Grundlagen dieser alternativen Behandlungsform bekannt sind. Da die Homöopathie davon ausgeht, dass bei einer Krankheit nicht nur ein Organ, sondern der ganze Mensch betroffen ist, sollten Sie sich im Zweifel aber besser von einem homöopathisch arbeitenden Arzt oder Heilpraktiker beraten lassen. Die Fachleute wählen das passende Mittel (sie nennen es »Simile«) nach dem besonderen Wirkprofil und den individuellen Besonderheiten des Patienten aus. Bei Säuglingen ist beispielsweise die verstopfte Nase ein Kriterium und wenn das Kind nicht trinken mag. Auch Erstickungsanfälle in der Nacht mit pfeifender Atmung lassen den Homöopathen an Sambucus nigra denken. Vor allem, wenn sich die Symptome in trockener und kalter Luft sowie in der Nacht verschlimmern. Ebenso gehören Koliken mit Übelkeit, Blähungen, Durchfälle, reichlicher Harnfluss und Ödeme an Armen und Beinen in das »Arzneibild«.

Worauf es bei der Selbstbehandlung ankommt

Nutzen Sie die gesamten Inhaltsstoffe

Beim Holunderblütentee lässt die Wirkung nicht lange auf sich warten: Kaum hat man eine ordentliche Portion von dem heißen Gebräu getrunken, treibt es einem das Wasser aus den Poren. Dass man tüchtig ins Schwitzen kommt, ist jedoch nur eine von vielen Körperreaktionen, die nicht sofort zu Tage treten. Es ist ohnehin eher die Ausnahme, dass sich die Wirkung auf eine Pflanzenarznei so schnell zeigt. Da nicht nur ein einzelner Wirkstoff, sondern eine Vielzahl von Inhaltsstoffen in die komplexen Steuerungsvorgänge des menschlichen Organismus eingreift, braucht der Körper genügend Zeit, um alle Heilinformationen aufzunehmen und zu verarbeiten.

Es kommt daher sehr darauf an, dem Körper die Wirkstoffe kontinuierlich und in der richtigen Dosierung zuzuführen, denn mithilfe der jeweiligen Holunderzubereitungen sollen ja nicht nur akute Beschwerden wie Schnupfen oder Fieber gelindert werden. Auf lange Sicht ist es viel wichtiger, dem Organismus die Gelegenheit zu geben, sämtliche medizinischen Inhaltsstoffe zu nutzen. Nur so können Abwehr- und Selbstheilungskräfte gestärkt werden, damit Sie auf Dauer fit und gesund bleiben – oder es werden.

INFO

Holunder wirkt über seine Inhaltsstoffe auf den gesamten Stoffwechsel; er stärkt die Selbstheilungskräfte, sodass der Körper die Chance bekommt, aus eigener Kraft den Normalzustand wieder herzustellen.

Weniger ist oft mehr

Ebenso wenig ist es ratsam, monatelang Tag für Tag die gleiche »Holunderarznei« einzunehmen. Solch eine Dauereinnahme führt über kurz oder lang zur Gewöhnung, und die Heilimpulse bleiben aus. Oder bestimmte Substanzen im Holunder, die sich anfangs als nützlich erweisen, richten bei häufiger Einnahme Schaden an. Die zusammenziehende (adstringierende) Wirkung der Gerbstoffe in den Beeren zum Beispiel bringt einen Durchfall zwar schnell zum Stoppen, der gleiche Mechanismus bremst aber auch die Nährstoffaufnahme über den Darm.

»Viel hilft viel« gilt also bestenfalls für die kurzzeitige Schwitzkur mit Holunderblütentee. Im Allgemeinen ist es besser, Holunder kurmäßig drei bis vier Wochen lang zu konsumieren und dann eine Woche zu pausieren. Als Faustregel gilt bei den Naturtees: Man rechnet 1 bis 3 Teelöffel »Droge« (das sind die getrockneten Pflanzenteile) auf eine Tasse oder ein Glas Wasser. Davon trinkt man 2 bis 3 Tassen täglich, die erste morgens auf leeren Magen, die zweite Tasse abends vor dem Schlafengehen und bei Bedarf eine dritte Tasse Tee nachmittags. Und das drei bis vier Wochen lang.

Holunder ganz individuell dosieren

Wie oft, wie lange und in welcher Menge die Holunderzubereitungen eingenommen oder angewendet werden sollten, lässt sich nur ganz allgemein beantworten. Die hier in dem Buch angegebenen Werte stützen sich auf Erfahrungen der modernen Naturheilkunde. Betrachten Sie die praxiserprobten Empfehlungen als reine Orientierungshilfe.

Welche Dosierung für Sie selbst die Richtige ist, hängt von Ihrer individuellen Situation ab, von Ihrem gesundheitlichen Zustand, ob Sie dick oder dünn, jung oder alt sind. Holunder wirkt nicht bei jedem Menschen in der gleichen Weise. Ganz abgesehen davon, dass die Güte der Pflanzenstoffe naturgemäß schwankt und außerdem erheblich von der Anwendungsform abhängt.

Der beste Weg ist daher, selbst herauszufinden, in welcher Dosierung Teeaufgüsse, Tinkturen, Pulver, Öle, Frischpflanzensäfte oder andere Zubereitungen der eigenen Gesundheit am zuträglichsten sind.

Wer beispielsweise einen empfindlichen Magen hat, sollte Tees oder Säfte anstatt vor den Mahlzeiten besser mit dem Essen einnehmen oder Tinkturen durch alkoholfreie Säfte ersetzen. Bei Erkältungen und zur Abwehrsteigerung kann es sinnvoll sein, mehrmals täglich eine Tasse Holunderblütentee zu trinken.

Mitunter ist es auch ratsam, Holunder mit anderen Pflanzen wie Lindenblüten oder Baldrian zu mischen, um die gesamte Reak-

INFO

Eine bekannte Regel in der Medizin besagt: »Schwache Reize fachen die Lebenstätigkeit an, mittelstarke fördern sie, starke hemmen sie und stärkste heben sie auf.«

INFO

Bei Verdacht auf Vergiftung sofort den Arzt aufsuchen oder im Zweifelsfall bei der Informationszentrale gegen Vergiftungen der Universität Bonn anrufen; sie ist kostenlos rund um die Uhr unter Telefon 0228–2873211 zu erreichen.

tionspalette abzudecken. Dabei sollten Sie nicht nur an die rein körperliche, sondern auch an die seelische Ebene denken. Wer erkältet ist, nachts kein Auge zubekommt und sich tagsüber müde und gerädert fühlt, greift vielleicht zu einer Mischung mit Johanniskraut. Das Beimischen anderer Pflanzen wie Hibiskus oder Pfefferminze ist zudem eine gute Alternative, wenn Ihnen der Holunder geschmacklich nicht behagt.

Nicht von der Hand in den Mund

Mit Nebenwirkungen oder negativen Begleiterscheinungen müssen Sie bei der Einnahme oder der äußeren Anwendung von *Sambucus nigra* nicht rechnen – vorausgesetzt, vor dem Verzehr wurden die grünen Beeren gründlich aussortiert und die vollreifen Beeren des Schwarzen Holunders ausreichend erhitzt. Kritisch wird es nur, wenn man die Beeren (oder andere Pflanzenteile) roh isst, da sie Substanzen enthalten, die beim Abbau durch die Darmbakterien Blausäure freisetzen. Die unangenehme Folge: Der Körper reagiert äußerst heftig mit Übelkeit, Erbrechen, Magenkrämpfen und Durchfall. Bei Kindern kann es schon nach dem Verzehr von wenigen rohen Beeren zu solchen Symptomen kommen. Schlimmstenfalls kann die enzymatisch im Darm gespaltene Blausäure die Atmung so weit blockieren, dass es zum Tod durch Atemlähmung kommt.

Besonders viele dieser toxischen Stoffe stecken in den grünen und halbreifen Beeren, und hier vor allem in den Samen, während das Fruchtfleisch weniger stark belastet ist. Auch Blätter und Rinde enthalten diese Stoffe in geringer Konzentration. Sie büßen jedoch ihre schädliche Wirkung ein, wenn man ihnen bei mindestens 80 °C tüchtig einheizt.

Vorsicht mit überkommenen Rezepturen

Trotz der nachweislich abführenden und harntreibenden Effekte, die Rinde und Blättern haben, raten Experten davon ab, überkommene Rezepturen blindlings für den Hausgebrauch zu überneh-

men. Lediglich bei äußerlicher Anwendung, in Form von Umschlägen bei Kopfschmerzen oder zur Wundbehandlung geht von den Blausäure spaltenden Stoffen keine nachteilige Wirkung aus.
Und noch eins: Geben Sie Ihrem Kleinkind Holunderzubereitungen möglichst nur nach Absprache mit dem Arzt. Für Säuglinge kommt die Kombination von Honig und Holunder überhaupt nicht infrage, denn im Honig können Sporen von *Clostridium botulinum* stecken, die den Jüngsten äußerst gefährlich werden können. Älteren Kindern und Erwachsenen können die Erreger nichts anhaben, da bei ihnen die Mikroflora im Darm die Sporen unschädlich machen kann.
Und das ist wichtig: Menschen mit Alkoholproblemen sowie »trockene« Alkoholkranke sollten keine mit Schnaps oder Wein angesetzten Holunderarzneien einnehmen, sondern stattdessen zu alkoholfreien Zubereitungen greifen. Werdende und stillende Mütter sollten, wie bei jeder anderen Arznei auch, die Einnahme vorher mit dem Arzt abstimmen.

INFO

Werdende Mütter sollten die Einnahme von Holunderzubereitungen vorher mit dem Arzt abstimmen. Für Kinder und alte Menschen ist oft eine weitaus geringere Menge einer Naturarznei ausreichend.

Arztbesuch nicht auf die lange Bank schieben

Die viel versprechenden Möglichkeiten, sich mit sanfter Medizin selbst zu helfen, sollen Sie natürlich nicht dazu verleiten, einen notwendigen Arztbesuch auf die lange Bank zu schieben. Lassen Sie sich im Zweifel gründlich untersuchen, um sicherzugehen, dass sich hinter einem harmlosen Symptom keine ernsthafte Krankheit verbirgt. Bei schweren und langwierigen Erkrankungen sollte man ohnehin stets fachliche Hilfe in Anspruch nehmen.
Die natürliche Selbstbehandlung kann nur dann erfolgreich sein, wenn auch das Drum und Dran stimmt: Die besten Aussichten, ihre Gesundheitsprobleme in den Griff zu bekommen, haben diejenigen, die auch sonst auf eine vernünftige Lebensführung achten, sich gesund ernähren, viel an der frischen Luft bewegen, Körper und Geist die wohlverdienten Erholungspausen gönnen – und nicht zuletzt eine positive Einstellung zu den Wechselfällen des Lebens haben.

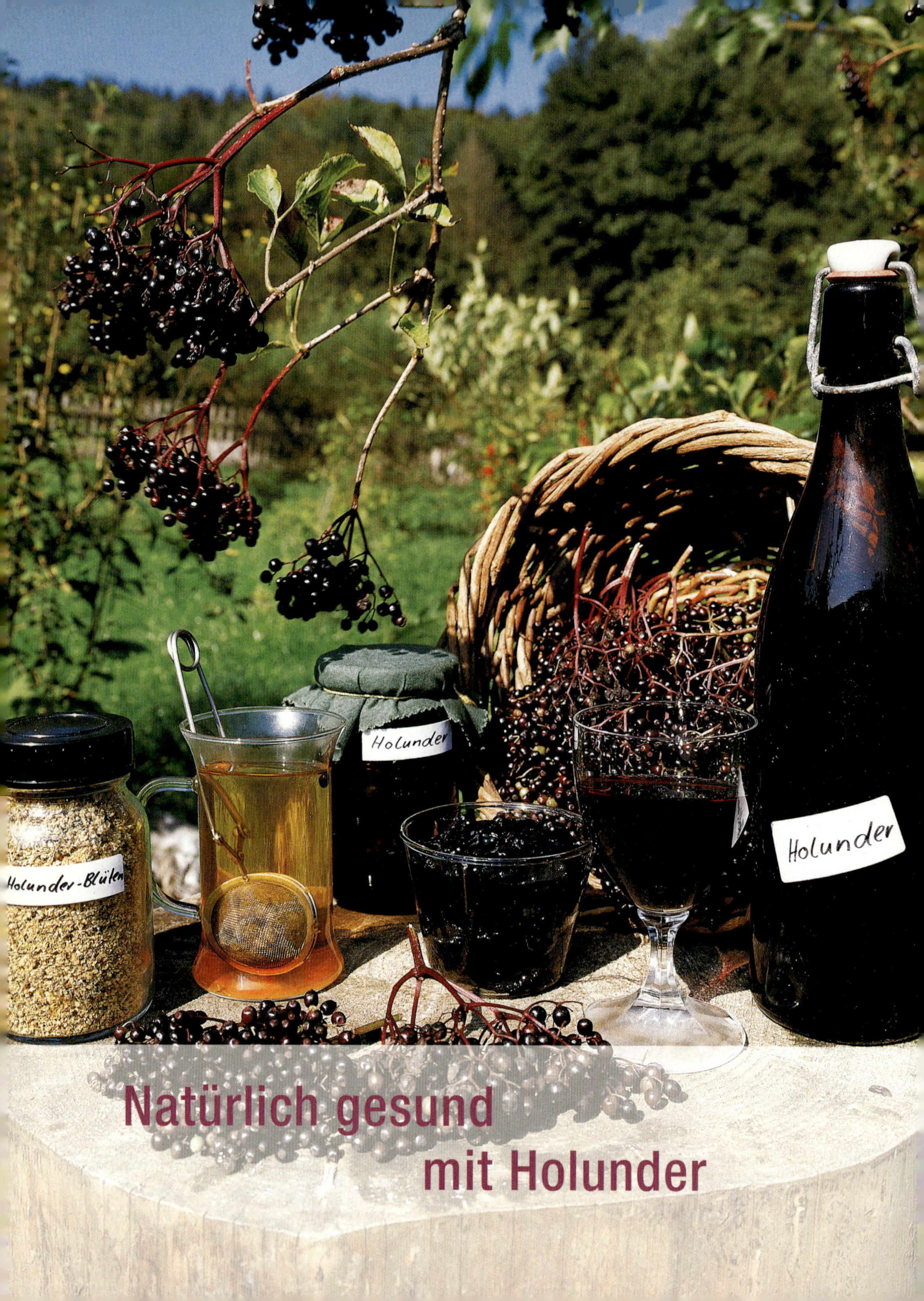

Natürlich gesund mit Holunder

Das Erstaunliche am Holunder ist, dass der »Erkältungsklassiker« nicht nur bei Husten, Schnupfen Heiserkeit hervorragende Dienste leistet, sondern dass die einzelnen Pflanzenteile auch bei völlig anderen Beschwerden wie etwa Durchfall und Verstopfung, rissiger Haut oder schmerzenden Gelenken hilfreich sind. Da stellt sich natürlich die Frage, warum ein und dieselbe Naturmedizin als Hausmittel für so unterschiedliche Leiden geeignet sein soll. Die Antwort ist verblüffend einfach: Die Pflanze liefert dem Körper wichtige Biostoffe, die unter anderem die körpereigenen Abwehrkräfte aktivieren, den Stoffwechsel ankurbeln sowie Herz und Kreislauf stärken. Der Körper bekommt so die Chance, aus eigener Kraft den Kampf mit den Krankheitserregern aufzunehmen, überschüssige Schad- und Schlackenstoffe loszuwerden und für das reibungslose Funktionieren seiner Organfunktionen zu sorgen.
Da die meisten Gesundheitsbeschwerden letztlich auf eine Störung dieser Regelsysteme zurückzuführen sind, helfen wir mit Holunder dem Organismus auf die Sprünge, den Normalzustand wiederherzustellen. Holunder selbst ist also weder das Wunderheilmittel noch die universelle Arznei, mit der man im Handumdrehen jede Krankheit kurieren kann. Die Selbstbehandlung soll und kann auch keine medizinisch notwendige Therapie ersetzen (wenngleich sie die professionellen Maßnahmen oftmals sinnvoll ergänzen kann). Doch wir können die »lebendige Hausapotheke« mit ihren wertvollen Inhaltsstoffen – sehr gut in Kombination mit anderen Naturheilmitteln – zur wohl dosierten Therapie von kleinen Unpässlichkeiten und lästigen Alltagsbeschwerden nutzen, die man ohne Weiteres selbst behandeln kann.

INFO

Holunder beugt unterschiedlichen Erkrankungen vor und hilft bei vielen kleinen Alltagsbeschwerden, die auch Kerngesunden einmal widerfahren können.

Wenn eine Erkältung im Anmarsch ist

Erst kribbelt es in der Nase, dann folgen einige kräftige Nieser – so kündigt sich oft schon ein, zwei Tage vorher eine banale Erkältung an. Die Nase schwillt zu, das Sekret kann nicht mehr ablaufen, es kommt zu einem allgemeinen Krankheitsgefühl im Kopf.

Wandert die Entzündung eine Etage tiefer, reagieren die Bronchien mit Husten und die Stimmbänder mit Heiserkeit. Manchmal ist die Körpertemperatur erhöht, man hat Schüttelfrost, Augen, Kopf und Glieder schmerzen, man hat keine Lust zu essen, fühlt sich abgeschlagen, und der Kreislauf ist geschwächt.

Eine Erkältung wird meist durch Viren, seltener durch Bakterien ausgelöst. Die Erreger befallen mit Vorliebe den Organismus, wenn die Widerstandskräfte geschwächt sind, beispielsweise durch Nässe, Kälte, Stress oder Nährstoffmangel. Die Mikroorganismen erlangen dann schnell die Oberhand und können sich leicht ausbreiten. Sind Hals oder die Mandeln jedoch häufig entzündet, kann eine allgemeine Abwehrschwäche oder allergische Reaktion dahinterstecken.

Treten alle Symptome nahezu gleichzeitig auf, bezeichnen Mediziner die Erkältung auch als »grippalen Infekt«. Das ist aber nicht zu verwechseln mit der echten »Virus-Grippe« (Influenza), einer regelrechten Seuche, die schwerste gesundheitliche Schäden nach sich ziehen kann. An der echten Grippe ist meist nur eine Virusart beteiligt – vor der eine gezielte Impfung schützen soll. Ein grippaler Infekt hingegen wird von mehr als 300 verschiedenen Virustypen hervorgerufen. Mit ihnen muss der Körper selbst fertig werden. Holunder mit seinen schweißtreibenden und schleimlösenden Effekten kann ihm dabei wirkungsvoll unter die Arme greifen.

Anwendungen

- Bei den ersten Anzeichen einer Erkältung: Trinken Sie über den Tag verteilt 2 bis 3 Tassen warmen Holunderblütentee. Wirksame Zugaben: Schafgarbe und Pfefferminz oder zerkleinerte Ingwerwurzeln.
- Nehmen Sie ein warmes Vollbad (nicht bei Fieber!) mit einem Zusatz von Holunderblüten. Am besten die Blüten in ein Tüll- oder Gazesäckchen füllen, in den zulaufenden Wasserstrahl hängen oder einfach ins Badewasser werfen.
- Belebender Vitaminstoß: Trinken Sie drei- bis viermal täglich Holundersaft pur oder mit Sanddornsaft gemischt.

- Süße Prophylaxe: Nehmen Sie in nasskalten Erkältungszeiten zweimal täglich einen Esslöffel Holundersirup zwischen den Mahlzeiten ein.
- Klassische Schwitzbehandlung: 1/2 Liter frisch aufgebrühten Holunderblütentee und Lindenblütentee zu gleichen Teilen trinken. Die Zufuhr von heißem Tee ist dann angesagt, wenn der Kranke schon leicht zum Schwitzen neigt und die Haut sich feucht anfühlt. Das Schwitzen kann die Temperatur anfangs etwas steigern, bevor die Kühlung einsetzt. Doch Vorsicht: Naturmediziner raten davon ab, schweißtreibenden Holunder einzusetzen, wenn man bereits stark schwitzt, weil dadurch die Gefahr des Flüssigkeitsverlustes steigt.
- Wer einen schwachen Kreislauf hat, trinkt 2 bis 3 Tassen lauwarmen Holunderblütentee über den Tag verteilt.
- Traditionelle Erkältungstee-Mischung: Hagebutten, Holunder-, Hibiskus-, Kamillen- und Lindenblütenblüten, Brombeerblätter, Weidenrinde. (Gibt's als Fertigmischung in Apotheken.)
- Von modernen Naturheilkundlern empfohlener Erkältungstee besteht zu je 30 Teilen aus Holunder- und Lindenblüten, zu je 20 Teilen aus Mädesüßblüten und Hagebuttenschalen.

INFO

Wer Kreislaufprobleme hat oder an einer Erkrankung des Herzens leidet, sollte vor einer klassischen Schwitzkur auf jeden Fall den Rat seines behandelnden Arztes einholen.

Wenn Sie die Nase voll haben

Ein Schnupfen, den man sich mit einer Erkältung eingehandelt hat, lässt die Nase mitunter so zuschwellen, dass man durch die Nasenlöcher kaum noch Luft bekommt. In aller Regel ist der grün-gelbliche Nasenschleim dann recht zähflüssig. Bei einem allergischen Schnupfen ist das Sekret eher wässrig, und man muss häufig niesen. Meist jucken die Augen, weil sich die Bindehaut entzündet hat. Die laufende Nase ist hier ein Zeichen dafür, dass die Schleimhäute auf Substanzen aus der Umwelt, auf Nahrungsmittel oder auf den eigenen Stoffwechsel (über-)reagieren. Bei jahreszeitlich auftretendem »Heuschnupfen« sind meist Blütenpollen von Bäumen, Getreide, Gräsern und Kräutern die Auslöser für die Triefnase.

Anwendungen

- Macht den Erregern Dampf: Erhitzen Sie 2 Teelöffel Holunderessig in $^1/_2$ Liter Wasser (nicht kochen). Etwa 5 Minuten zugedeckt ziehen lassen. Erst danach den Deckel abnehmen und den Dampf inhalieren. Für Eilige: 2 Esslöffel Holundertinktur in heißem Wasser auflösen und die Dämpfe einatmen.
- Eine »Nasendusche« befreit die Schleimhäute von Pollen und Allergenen: Verdünnen Sie einen Teil Holunderblütenessig mit sechs Teilen Holunderblütentee, schnupfen Sie die Flüssigkeit mehrmals mit dem rechten und linken Nasenloch auf. Anschließend gut ausschnäuzen.
- Trägt zur innerlichen Stärkung bei: Gönnen Sie sich dreimal täglich 1 Likörgläschen Holunderwein vor dem Essen. Alkholfreie Alternative: 3 Gläser Holunderbeersaft zwischen den Mahlzeiten trinken.
- Kurbelt die heilsame Schleimproduktion an: Trinken und noch mal trinken. Viel Wasser und mindestens dreimal täglich 1 Tasse Holunderblütentee.

TIPP

Experimentieren Sie nicht selbst, sondern gehen Sie zum Arzt, wenn sich beim Husten oder Naseschnäuzen große Mengen grünlicher oder blutiger Schleim lösen.

Wenn das Schlucken zur Qual wird

Schmerzhaftes Kratzen und Brennen im Hals, Schluckbeschwerden oder eine heisere Stimme gehen häufig auf das Konto von Viren und Bakterien, die sich an deren Fersen heften. Halsschmerzen und Heiserkeit sind zwar oft erste Warnsignale einer drohenden Erkältung, können aber auch Zeichen für ein geschwächtes Immunsystem sein, vor allem, wenn sie häufig mit einer Mandel- oder Kehlkopfentzündung einhergehen.

Anwendungen

- Bei den ersten Anzeichen von Heiserkeit: Gurgeln Sie mit kräftigem Holunderblütentee. Außerdem 3 Tassen lauwarmen Holunderblütentee über den Tag verteilt in kleinen Schlucken trinken.

- Lindert das Kratzen im Hals: Essen Sie mehrmals täglich einige Teelöffel warmes Holundermus. Kauen Sie die Fruchtmasse langsam und speicheln Sie sie gut ein, bevor Sie sie runterschlucken.
- Gurgeln Sie mehrmals mit leicht verdünnter Holundertinktur, zum Beispiel 2 Esslöffel Tinktur auf $^1/_2$ Glas Wasser.
- Verrühren Sie 1 Esslöffel Holunderblütenöl mit 1 Teelöffel Holunderblütenessig. Mehrmals damit gurgeln (nicht schlucken).
- Hilft bei Schluckbeschwerden: Gurgeln Sie im Wechsel mit Tee aus Holunderblüten, Salbei und Malvenblättern.
- Bei entzündeten Rachenmandeln: Geben Sie einige Salbeiblätter in Holundersaft und erwärmen Sie die Mischung. Sie kann abgeseiht getrunken oder zum Gurgeln verwendet werden.
- Bei starker Halsentzündung: Tränken Sie ein feuchtes Tuch mit Holunderblütenessig, legen Sie es um den Hals und wickeln Sie einen trockenen Schal darum. Den Halswickel häufig erneuern.

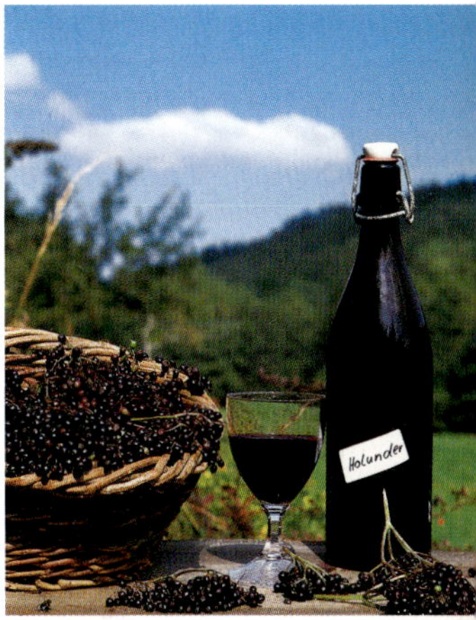

Holunderbeersaft mit Salbeiblättern hilft gegen Entzündungen der Rachenmandeln.

Wenn es in den Ohren schmerzt

Solange noch kein Fieber besteht, lassen sich Ohrenschmerzen im Anfangsstadium mit wenigen Hilfsmitteln gut vertreiben. Das gilt vor allem für solche Beschwerden, die sich im Zuge einer Erkältung einstellen. Die Ohrenschmerzen können ebenso mit anderen Infektionen, beispielsweise der Zähne, Ohrdrüsen (bei Mumps) oder Nebenhöhlen zusammenhängen. Falls klebriges Sekret aus den Ohren läuft, ist es ratsam, gleich einen Arzt hinzuzuziehen.
Wenn der dringende Verdacht besteht, dass die Ohrenschmerzen von einer Verletzung des Trommelfells herrühren, dürfen weder Öl noch andere flüssigen Mittel in den Gehörgang getropft werden.

Anwendungen

- Lindert den Schmerz: Träufeln Sie ein paar Tropfen Holunderöl ins Ohr. Mit einem Wattebausch oder Baumwollbällchen sanft verschließen. Behandeln Sie vorsorglich beide Ohren, auch wenn nur eines betroffen ist.

- Regt die Abwehr an: Befeuchten Sie ein Tuch mit Holunder- und Knoblauchessig. Massieren Sie damit behutsam Hals, Nacken und Ohr.
- Wohl tuende Aromakräfte: Erhitzen Sie ein mit Holunderblüten gefülltes Stoffsäckchen in der Mikrowelle. Legen Sie es so warm wie möglich auf das schmerzende Ohr.

Wenn die Atemwege gereizt reagieren

Ein heftiger Husten ist entweder Zeichen einer Infektion (Bronchitis) oder einer allergischen Reizung der Atemwege. Mit dem krampfartigen Schutzreflex versuchen unsere Atmungsorgane, Schleim, Staubpartikel und andere Fremdstoffe aus dem Atemtrakt hinauszubefördern. Deshalb sollten Sie den Hustenreiz auch nicht unterdrücken, sondern mithilfe von schleimlösenden Naturarzneien wie Holunderblüten mildern.

Anwendungen

- Unterstützt die Abwehr: Trinken Sie drei- bis viermal täglich Holunderblütentee und heißen Holundersaft im Wechsel.
- Lockert den Schleim, erleichtert das Abhusten: Kochen Sie Holunderblätter in Wasser, füllen Sie den Sud in eine Schüssel, atmen Sie den aufsteigenden Dampf zehn Minuten durch Nase und Mund tief ein. Hängen Sie sich dabei ein großes Tuch über den Kopf. Sind die Schleimhäute stark entzündet, helfen Kamillen- und Lindenblüten oder Pfefferminzblätter, die Sie dem fertigen Sud zugeben.
- Wohltat für die Atemwege: Befeuchten Sie ein Tuch mit kühlem Holunderblättertee, legen Sie es auf Brust und Bauch. Decken Sie die Auflage mit trockenen Tüchern ab.
- Bei krampfartigem Husten: Schlagen Sie frische oder getrocknete Holunderblüten in ein feuchtes Tuch ein, erwärmen Sie die Packung in der Mikrowelle. Anschließend zehn Minuten auf die Brust legen. Oder: Packen Sie sich ein mit erhitztem Holunder-

INFO

Husten ist eine häufige Begleiterscheinung von Erkältungen und chronischen Atemwegserkrankungen wie etwa der Bronchitis. Gehen Sie zum Arzt, wenn Sie länger als eine Woche Husten und Fieber haben!

essig getränktes Tuch auf den Brustkorb. Darüber kommt ein trockenes Leinentuch.

- Bei trockenem Reizhusten: Erhitzen Sie Holunderessig mit der gleichen Menge Wasser (nicht kochen), atmen Sie die Dämpfe durch Mund und Nase ein.
- Der hohe Schleimgehalt des Getränks mildert die Entzündung: Übergießen Sie 1 Hand voll getrockneter Holunderblüten mit kochend heißer Milch. Eine halbe Stunde ziehen lassen, dann die Blüten abseihen. Trinken Sie die Milch langsam und genussvoll.
- Verhindert nächtliche Hustenattacken: Nehmen Sie vor dem Schlafengehen ein warmes Vollbad mit dem Zusatz von Holunderblüten und dem Extrakt von Thymian.

Wenn Ihnen die Luft wegbleibt

Atembeschwerden sind nicht nur Begleiterscheinungen von Erkältungen, auch Infektionskrankheiten, allergische Reaktionen, beispielsweise auf Luftverschmutzung, oder seelische Erregungszustände können regelrechte Atemnot auslösen. Zu der anfallsweise auftretenden Atembehinderung kommt es, weil die Lunge wegen übermäßiger Schleimbildung nicht ausreichend belüftet ist. Asthmatische Atemwegsbeschwerden, bei denen die feinen Luftröhrenäste (Bronchien) krampfartig verengt sind, müssen ärztlich behandelt werden. Mit Holunder können Sie dank seiner krampflösenden Eigenschaften die Therapie wirksam unterstützen.

Anwendungen

- Befreit die Atemwege: Atmen Sie die Dämpfe von heißem Holunderblütentee oder von mit Wasser verdünntem Holunderblütenessig ein.
- Unterstützt die Behandlung von Asthma bronchiale: Trinken Sie zwei- bis dreimal am Tag 1 Tasse frisch aufgebrühten Tee aus Holunderblüten, auch in Kombination mit anderen krampflösenden Heilkräutern wie Ysop, Eukalyptus oder Thymian.

TIPP

Gehen Sie zum Hals-Nasen-Ohren-Arzt, wenn die Nebenhöhlen häufig entzündet sind. Wucherungen (Polypen) oder eine verformte Nasenscheidewand können ebenfalls den Abfluss behindern.

Wenn die Nebenhöhlen entzündet sind

Sind die kleineren Höhlen, die von der Nasenhöhle abzweigen, entzündlich geschwollen, kann das Nasensekret nicht oder nur schwer abfließen. Durch die starke Schleimbildung kommt es zu Schmerzen über und hinter den Augen. Diese Bereiche sind besonders klopfempfindlich, ebenso wie die Oberkiefer- und Wangenregion. Die erkältungsbedingte »Sinusitis« wird entweder durch Viren ausgelöst, oder aber es sind Bakterien am Werk, die es bei einer bereits bestehenden Infektion im Hals-, Nasen-, Rachenbereich hierher verschlagen hat. Wenn die Mandeln betroffen sind, bei Schnupfen oder bei Zahnfäule beispielsweise schwillt die Schleimhaut in den Nasennebenhöhlen ebenfalls an.

Anwendungen

- Vorbeugende Nasenspülung zur Kräftigung der Schleimhäute: Schnupfen Sie durch das linke und rechte Nasenloch mehrmals handwarmen Holunderblütentee hoch. Den Kopf dabei möglichst gerade halten, nicht nach hinten neigen. Anschließend gut ausschnäuzen.
- Zur Unterstützung der Immunabwehr: Nehmen Sie dreimal täglich 15 Tropfen Holundertinktur in etwas heißem Wasser vor dem Essen ein.
- Zufuhr von Flüssigkeit löst den Schleim: Trinken Sie dreimal täglich 1 Tasse Tee aus Holunderblüten, Sonnenhut und Eibisch zu gleichen Teilen.
- Heizt den Nebenhöhlen ein: Verrühren Sie 3 Esslöffel Holundertinktur in 1 Liter heißem Wasser und atmen Sie die Dämpfe ein.

Wenn die Körpertemperatur zu hoch ist

Fieber ist keine Krankheit, sondern eine wirksame Waffe des Körpers gegen Infektionen. Die erhöhte Temperatur beschleunigt und intensiviert nämlich die Stoffwechselvorgänge und zerstört krank machende Keime. Der Fieberverlauf sollte daher nicht künstlich

beeinflusst werden. Normalerweise liegt die Körpertemperatur bei Erwachsenen (im After gemessen) bei 37,2 °C, bei Kleinkindern um einiges höher. Temperaturen von 38 bis 39 °C gelten als mäßiges, von 39 bis 40 °C als hohes und über 40 °C als sehr hohes (lebensbedrohliches) Fieber.
Wichtig sind Ruhe und viel trinken, um die durchs Schwitzen verlorene Flüssigkeit zu ersetzen. Soll ein Fieber aus medizinischen Gründen gesenkt werden, etwa weil es den Körper sonst zu sehr schwächt oder um damit einhergehende Schmerzen zu lindern, sind feuchte Wadenwickel oder kühle Waschungen bewährte Hausmittel (sie sind allerdings nicht bei Schüttelfrost oder kalten Armen und Beinen anzuwenden). Wenn Fieber sich mit Frösteln ankündigt, kann Holunder mit seinen schweißtreibenden Eigenschaften das Fieber vorzeitig zum Ausbruch bringen – und so den Krankheitsverlauf abkürzen.

Anwendungen

- Kräftiges Schwitzen regt die Widerstandskräfte an: Trinken Sie 3 bis 4 Tassen von der frisch aufgebrühten Standardmischung aus Holunder- und Lindenblütentee, und zwar so heiß wie möglich, eine Tasse nach der anderen. Legen Sie sich danach ins Bett und decken Sie sich warm zu.
- Holunderblütentee im handwarmen Badewasser ist eine sanfte Möglichkeit, Säuglingen mit Waschungen eine Linderung zu verschaffen.
- Füllt Flüssigkeitsreserven auf: Außer Kräutertees und reichlich Mineralwasser zusätzlich mit Wasser verdünnten Holunderbeerensaft trinken.

INFO

Ziehen Sie einen Arzt hinzu, wenn das Fieber über 39 °C steigt oder die Körpertemperatur mehr als drei Tage lang über 38 °C liegt. Bei Säuglingen und Kleinkindern am besten gleich den Arzt rufen.

Wenn die Haut juckt und brennt

Seit alters her hat man neben den Holunderblüten auch die Blätter eingesetzt, um alle möglichen Hauterscheinungen zu behandeln. Blasen, Knötchen oder kleine Risse, auch Schorf, Hornhaut und

TIPP

Eine »Entschlackungskur« kann auch im Herbst sinnvoll sein. Dann profitiert der Körper im Winter davon. Holunderblüten eignen sich hervorragend, um die Haut zu pflegen und gesund zu erhalten.

Schuppen als sichtbare Zeichen einer angegriffenen Haut sprechen auf die entgiftenden und immunstärkenden Inhaltsstoffe des Holunder gut an. Dabei setzen nicht nur Bakterien, Viren, Pilze oder andere Erreger unserer äußeren Hülle zu, mitunter sind unangenehm juckende Entzündungen oftmals allergisch bedingt.
Hautunreinheiten wie Mitesser, Pickel oder Pusteln sind meistens ein Signal, dass die Selbstreinigungssysteme des Stoffwechsels überlastet sind. Um das Übel bei der Wurzel zu packen, können Sie äußerlich und innerlich mit Holunderzubereitungen dagegen halten. Zur vorbeugenden Hautpflege empfiehlt sich eine alljährliche »Entschlackungskur« von zwei bis drei Wochen, bei der viel frische Kräuter, Obst und Gemüse – und natürlich Holunder auf dem Speiseplan stehen. So können die wertvollen Inhaltsstoffe der Pflanze die Entgiftungs- und Ausleitungsorgane dabei unterstützen, Schadstoffe und überflüssige Stoffwechselprodukte, die sich im Blut, im Bindegewebe, in Muskeln, Gelenken und Organen angesammelt haben, rasch wieder loszuwerden.

Anwendungen

- Zur »Blutreinigung« im Frühjahr: Trinken Sie vier bis sechs Wochen lang täglich 1 Glas verdünnten Holunderblütensirup sowie 1 Tasse Tee aus Holunderblättern auf nüchternen Magen.
- Reinigt porentief: Nehmen Sie häufiger ein Gesichtsdampfbad mit Holunderblütentee und Holunderessig im Wechsel.
- Glättet rissige Haut: Massieren Sie etwas Holunderblütensalbe ein. Einige Minuten wirken lassen, dann mit einem weichen Tuch abwischen.
- Weicht eitrige Entzündungen (wie Abszesse) auf: Ein mit warmem Holunderblütentee befeuchtetes Tuch auf die schmerzhafte Stelle legen. Um die Wirkung zu verstärken, mischen Sie den Tee mit Kamille, Ringelblume oder Zinnkraut.
- Bei einem Abszess im Ohr: Tränken Sie einen Wattebausch mit dem Sud von grünen Holunderblättern und stecken Sie ihn vorsichtig ins Ohr.

- Wirkt entzündungshemmend: Tauchen Sie ein Tuch in kalten Holunderblättertee und legen Sie die Kompresse auf die schmerzenden Hautpartien. Sie können für die Auflage auch eine Mischung aus kaltem Holunderblütentee und entzündungshemmender Kamille nehmen.
- Zerquetschen Sie eine Hand voll Holunderblätter in einer Tasse warmer Milch. Die Masse auf die entzündete Haut streichen, danach mit einem dünnen Tuch abdecken und trocknen lassen.
- Bei entzündeten Augenbindehäuten und Lidrändern: Legen Sie einen mit kühlem Holunderblättertee getränkten Wattepad auf das geschlossene Auge. Oder: Ein Augenbad (spezielle Behälter gibt's in der Apotheke) mit lauwarmem Holunderblütentee füllen. Das geschlossene Auge eintauchen, dann in der Flüssigkeit das Lid einige Male öffnen.
- Bei Sonnenbrand: Mischen Sie einen Teil Holunderblütenessig mit drei Teilen Kombucha. Die gerötete Haut damit betupfen. Oder: Füllen Sie frisches Holunderblütenwasser in eine Sprühflasche und nebeln Sie die strapazierte Haut damit ein. Die Flüssigkeit nicht abtrocknen, sondern verdunsten lassen.
- Füllt das Flüssigkeitsreservoir nach Sonnenbrand auf: Trinken Sie über den Tag verteilt lauwarmen Holunderblütentee.
- Erste Hilfe bei Frostbeulen: Benetzen Sie die juckenden, lilaroten Beulen mit warmem Holunderblättertee. (Der Tee darf nicht zu heiß und nicht zu kalt sein.) Tupfen Sie die Haut mit einem weichen Tuch trocken. Danach etwas Holunderblättersalbe auf die Frostbeulen auftragen.
- Lindert den schmerzhaften Juckreiz bei Gürtelrose (Herpes zoster): Nehmen Sie ein warmes Vollbad mit einer Portion Tee aus Holunderblättern.
- Nimmt den Juckreiz nach Insektenstichen oder Zeckenbissen: Reiben Sie die Einstichstelle sanft mit ein paar zerquetschten Holunderblättern ein.
- Lässt Warzen verschwinden: Tupfen Sie täglich den Saft von frisch zerquetschten Holunderblättern auf die Warze.

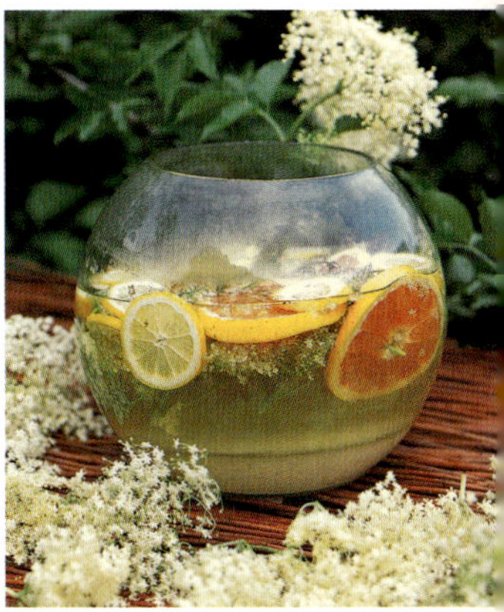

Eine Frühjahrskur mit Holunderblütensirup und Holunderblättertee fördert die Blutreinigung.

Wenn Magen und Darm rebellieren

Völlegefühl, Blähungen, Aufstoßen, Übelkeit, Erbrechen, Verstopfung und Durchfall – wenn Magen und Darm rebellieren, kann das viele Gründe haben. Fehlernährung, Nervosität und Stress spielen häufig eine Rolle. Schneidende, krampfartige Schmerzen in der Magengegend können beispielsweise Zeichen eines »nervösen Reizmagens« sein, bei dem die Bewegungsabläufe (Motilität) gestört sind. Bauchkrämpfe, die abwechselnd von Durchfall und Verstopfung begleitet sind, treten zumeist beim »nervösen Darm« auf. Die Schleimhaut ist bei diesen seelisch-nervös bedingten Verdauungsproblemen nicht zwangsläufig entzündet; anders bei Geschwüren oder bei Angriffen durch Krankheitserreger wie Viren, Bakterien, Pilze und andere Schmarotzer, die es auf die Schleimhaut abgesehen haben.

Holunder gehört zu den bewährten Arzneien, die traditionell bei Verdauungsbeschwerden eingesetzt werden. Einigen alten Rezepturen zufolge gelten der Verzehr von rohen Holunderbeeren und auch der kaltgepresste Saft als Mittel der Wahl. Wegen der darin enthaltenen giftigen Substanzen (siehe Seite 12) können wir heute gut und gerne auf diese Erfahrung verzichten – und setzen bei der innerlichen Anwendung auf die ausreichend erhitzte Holunderarznei.

Anwendungen

- Beruhigt den nervösen Magen: Trinken Sie dreimal täglich vor den Mahlzeiten frisch aufgebrühten Tee aus Holunderblüten und Baldrian oder eine Mischung aus Holunderblüten, Baldrianwurzel, Pfefferminz, Kamille und Kümmel.
- Krampflösend und schmerzlindernd: Schlagen Sie eine Hand voll frischer oder getrockneter Holunderblüten in ein feuchtes Tuch ein, erhitzen Sie es in der Mikrowelle und legen Sie es sich auf den Leib.
- Verhindert Sodbrennen: Trinken Sie vor den Mahlzeiten 1 Likörglas Holunderwein.

INFO

Vorsicht für Pollenallergiker: Die Kamille gehört zu den Korbblütlern und kann allergische Reaktionen wie beispielsweise Heuschnupfen auslösen oder verstärken.

- Verschafft Erleichterung bei Völlegefühl und Schmerzen unter dem rechten Rippenbogen (die von einer Gallenblasenstörung herrühren können): Legen Sie ein mit heißem Holunderblütentee getränktes Tuch auf den rechten Oberbauch und lassen Sie das Ganze 10 bis 20 Minuten einwirken. Nach dem Abkühlen die Prozedur wiederholen.
- Regt die Magensaftproduktion an: Trinken Sie 1 Tasse Holunderrindentee (aus der Apotheke) über den Tag verteilt in kleinen Schlucken.
- Hilft bei schmerzhaft aufgetriebenem Bauch: Massieren Sie den Leib mit erwärmtem Holunderöl einige Minuten lang im Uhrzeigersinn.
- Altes Hausmittel bei Verstopfung: Essen Sie eine aus Holunderbeeren und Milch gekochte Suppe (1 Hand voll Beeren auf $^1/_2$ Liter Milch.)
- Unterstützt die Darmbakterien bei der Verdauungsarbeit: Bereiten Sie Rohkostsalate mit Holunderblütenessig zu.
- Bringt den trägen Darm auf Trab: Essen Sie 1 Schälchen Mus aus gekochten Holunderbeeren.
- Schneller Erfolg: Trinken Sie morgens auf leeren Magen 1 Likörglas Holunderbeersaft.
- Wirkt mild abführend: Zwischen den Mahlzeiten 2 bis 3 Esslöffel Holunderbeersirup naschen.
- Regt die Darmmuskulatur an: Massieren Sie morgens den Bauch mit handwarmem Holunderöl.
- Lindert bei schmerzhaften Hämorrhoiden den Juckreiz am Po: Streichen Sie eine Paste aus zerquetschten Holunderblättern und Quark auf die betreffende Stelle.
- Besänftigt die gereizte Haut am After: Setzen Sie sich in eine mit warmem Wasser und Holunderblättertee gefüllte Wanne. Die Beine bleiben draußen.
- Hat eine stopfende Wirkung bei Durchfall: Nehmen Sie 1 Teelöffel getrocknete Beeren in den Mund, vor dem Runterschlucken gut kauen und einspeicheln.

TIPP

Wer häufig unter Verstopfung leidet, sollte genügend Ballaststoffe zu sich nehmen und sich ausreichend bewegen. Außerdem hilfreich: eine Suppe aus Holunderbeeren und Milch.

Wenn Nieren und Blase Beschwerden bereiten

Häufig ist es eine Blaseninfektion, die sich mit plötzlichem Harndrang und brennenden Schmerzen ankündigt. Schon bei den ersten Anzeichen sollten Sie alles daransetzen, die Entzündung aufzuhalten. Sie wird meist durch Bakterien oder Pilze ausgelöst, die in die Harnröhre gelangen. Solche Harnwegsinfektionen können zu chronischen Leiden werden, wenn die körpereigene Abwehr insgesamt geschwächt ist und den Krankheitserregern nichts entgegenzusetzen hat.

Wegen seiner immunstärkenden, antibakteriellen und entzündungshemmenden Kräfte kann Holunder – sehr gut auch im Verbund mit anderen Heilpflanzen wie Brennnessel, Löwenzahn oder Petersilie – dazu beitragen, die Infektion zu stoppen, bevor sie über die Harnleiter zu den Nieren aufsteigt. Darüber hinaus ist das Geißblattgewächs mit seinen durchspülenden (diuretischen) Effekten bestens geeignet, die Nierenfunktion insgesamt zu fördern. Als natürliches Entschlackungsmittel unterstützt Holunder das Ausscheidungs- und Filterorgan, alle anfallenden Stoffwechselschlacken und Gifte aus dem Blut zu schleusen sowie den Wasser- und Salzhaushalt des Körpers zu regulieren. Daher ist Holunder gerade für diejenigen eine große Hilfe, die Probleme mit dem Wasserlassen haben, ganz gleich, ob sie zu oft oder viel zu selten aufs stille Örtchen müssen. Auch wer infolge einer Nierenschwäche unter Aufgedunsenheit leidet und geschwollene Finger, Knöchel und Füße hat, kann mit Holunder die überflüssigen Wassereinlagerungen im Gewebe langsam und schonend beseitigen.

INFO

Bei chronischen Nierenleiden oder Blasenentzündung können Holunderarzneimittel die ärztliche Therapie unterstützen. Brechen Sie die Einnahme von Tee aus Wurzeln, Rinde und Blättern jedoch sofort ab, wenn Ihnen übel wird.

Anwendungen

- Regt die Harnausscheidung an: Trinken Sie 1 Tasse Tee aus Holunderblättern oder dreimal täglich 1 Glas verdünnten Holunderbeersaft. Gelegentlich 1 Gläschen Holunderwein wirkt ebenfalls harntreibend.

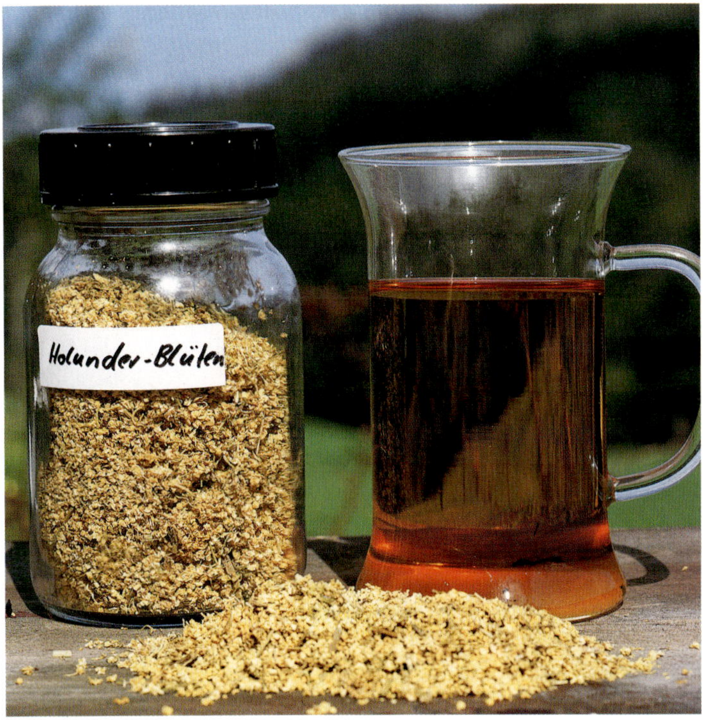

Als natürliches Entschlackungsmittel hilft Holunder den Nieren, den Wasserhaushalt des Körpers zu regulieren.

- Traditionelle Empfehlung bei Problemen mit dem Wasserlassen: Täglich 1 Tasse Tee aus Holunderrinde (in der Apotheke besorgen) trinken. Oder: Tee aus der getrockneten Attich-Wurzel (Zwergholunder) kalt ansetzen, zum Kochen bringen. 1 einzige Tasse über den Tag verteilt trinken.
- Hilft ödematöse Schwellungen durch Wassereinlagerungen abzubauen: Verzehren Sie die kaliumreichen Holunderbeeren möglichst frisch gepflückt und ausreichend erhitzt (!) zu den Mahlzeiten.
- Schwemmt überflüssiges Wasser aus: Trinken Sie kurmäßig eine Mischung von Holunderblüten, Zinnkraut und Wacholderbeeren im Wechsel mit Holunderblüten und Pfefferminz.

- Lindert den Schmerz bei Blasenentzündungen: Massieren Sie den Unterleib sanft kreisend mit warmem Holunderblütenöl.
- Bewährte Kombination bei Harnwegsinfekten: Tee aus Holunderblüten mit Zinnkraut, Liebstöckel, Petersilie, Wacholder, Thymian und Ringelblumen.
- Setzt den Bakterien zu: Nehmen Sie dreimal täglich 1 Esslöffel Holunderessig ein.
- Krampflösend bei Nieren- und Blasenbeschwerden: Legen Sie eine Packung aus Holunderblüten und Kamille auf den Unterleib und auf die schmerzhafte Lendenregion (Blüten in ein Tuch einschlagen, in der Mikrowelle erwärmen).

Wenn Muskeln und Gelenke schmerzen (rheumatische Beschwerden)

INFO

Muskeln und Gelenke können von einer Vielzahl unterschiedlicher Erkrankungen betroffen sein, die man dem rheumatischen Formenkreis zuordnet. Holunderarzneien können die Schmerzbehandlung unterstützen.

Schmerzen, Rötung, Schwellung, Übererwärmung und eingeschränkte Beweglichkeit der Gelenke – was gemeinhin als »Rheuma« bezeichnet wird, nämlich chronische Schmerzen in Muskeln- und Gelenken, ist nur ein kleiner Teil dessen, was Mediziner darunter verstehen: »Rheumatismus«, Rheuma« oder »rheumatischer Formenkreis« ist ein Sammelbegriff für die verschiedensten Erkrankungen, von denen Gelenke und Wirbel betroffen sein können, ebenso wie Knorpel, Gelenkinnenhaut, Sehnen, Muskeln und Nerven sowie das gesamte Bindegewebe. Die rheumatischen Erkrankungen haben die unterschiedlichsten, oft noch unbekannten Ursachen, aber eines gemeinsam: Das stützende und verbindende Gewebe ist in irgendeiner Weise beteiligt, wobei es bei allen Erscheinungsformen zu chronischen, entzündlichen Prozessen kommen kann. Früher war für die Mediziner der zeitweise »fließende« Schmerz (Rheuma heißt im Griechischen so viel wie »Fluss«) der gemeinsame Nenner für die Zuordnung als rheumatische Erkrankung. Inzwischen hat sich das Spektrum auf mehr als hundert Krankheiten erweitert.

Dazu gehört allen voran die Arthritis (medizinisch »Polyarthritis«), bei der die Gelenke schmerzhaft entzündet und geschwollen sind. Anders bei der Arthrose. Hierbei handelt es sich keineswegs, wie man vor Jahrzehnten noch annahm, um reine Verschleißerscheinungen, sondern um einen krankhaft beschleunigten Knorpelabbau innerhalb des Gelenks. Durch Reibung und Druck bedingte entzündliche Prozesse setzen den Gelenken, beispielsweise an Hüfte und Knie, obendrein zu. Da nicht mehr genügend von der schützenden Gelenkschmiere vorhanden ist, schmerzt jede Bewegung. Beim Weichteilrheumatismus, der zu den häufigsten Rheumaerkrankungen überhaupt gehört, sind Sehnen, Bänder, Schleimbeutel, Nervengewebe oder Muskeln betroffen. Zu seinen häufigsten Erscheinungsformen zählt der »Tennisarm«, bei dem die Schmerzen vom Ellenbogen bis in den Unterarm ausstrahlen können.

Was im Einzelfall zu den unterschiedlichen rheumatischen Beschwerden geführt hat, ist nicht eindeutig auszumachen. Immunologische Fehlreaktionen, bakterielle Infektionen (etwa der Mandeln), chronische Entzündungen (der Zähne beispielsweise) sind mögliche Auslöser, auch Überbeanspruchung, Verletzungen, Zugluft, Nervenreizungen, Übergewicht und nicht zuletzt Stoffwechselstörungen, die – wie bei der Gicht – zu Einlagerungen von Harnsäurekristallen ins Gewebe führen, kommen als Verursacher ins Frage. Offenbar spielt zudem der negative Einfluss psychischer Probleme eine große Rolle.

Da es bei den rheumatischen Beschwerden keine Kausaltherapie gibt, zielt die Behandlung darauf ab, die Schmerzen zu lindern und Schlimmeres zu verhindern. Dabei kann Holunder in allen Zubereitungsformen, innerlich und äußerlich angewendet, die (fach-)ärztlichen Maßnahmen bestens ergänzen. Die Inhaltsstoffe der Pflanzenarznei unterstützen den Heilungsprozess, indem sie mithelfen, krank machende Immunkomplexe zu beseitigen, die Ausscheidung schädlicher Substanzen anzuregen und den Stoffwechsel zu fördern – mit dem Effekt, dass obendrein jene Schmer-

INFO

Ein konstantes Säure-Basen-Gleichgewicht sorgt für einen ausgeglichen Stoffwechsel und verhindert säurebedingte Störungen der Muskel- und Gelenkfunktionen.

zen schneller abklingen, die allein durch falsche Belastung, zu starke Beanspruchung oder Verletzung des Bewegungsapparates entstanden sind.

INFO

Wärme ist zur allgemeinen Entspannung und Schmerzlinderung bei chronischen Muskel- und Gelenkbeschwerden sinnvoll, darf aber nicht bei einem entzündlichen »Rheuma-Schub« angewendet werden. Kälte hat einen entzündungshemmenden und abschwellenden Effekt.

Anwendungen

- Hat sich bei akuten rheumatischen Anfällen bewährt: Vor den Hauptmahlzeiten 1 Glas Holunderbeersaft trinken.
- Bewährte Rheuma-Teemischung: Weidenrinde, Johanniskraut, Arnikakraut, Goldrutenkraut und Holunderblüten.
- Traditionelle Empfehlung bei »Rheumatismus«: Zweimal täglich 1 Tasse Holunderrindentee trinken.
- Praxiserprobte Holunderkur bei chronisch schmerzhaften Zuständen des Bewegungsapparates: Vier Wochen lang täglich Mus, Saft oder Wein von Holunderbeeren konsumieren.
- Bei Gicht, die durch eine Ablagerung von Harnsäurekristallen in den Gelenken entsteht: Trinken Sie drei Wochen lang täglich 3 bis 4 Tassen Holunder- und Schlehenblütentee (nicht zu heiß). Eine Woche pausieren. Dann die Kur wiederholen.
- Traditionelle Empfehlung zur Gicht-Prophylaxe: Holunderblüten in Milch kochen, abseihen, warm trinken.
- Senkt den Harnsäurespiegel und beugt Gicht vor: Trinken Sie 3 bis 5 Gläser Saft aus Kirschen und Holunderbeeren täglich.
- Schwemmt Giftstoffe aus und lindert Schmerzen, die von der Lende über den Po ins Bein, manchmal bis zum Fuß ziehen (Ischiasschmerzen): Trinken Sie zweimal täglich 1 Tasse heißen, frisch aufgebrühten Holundertee aus Blättern und Blüten.
- Vitamin-B-reiches Nervenfutter beugt Nervenschmerzen wie Ischias oder Trigeminusneuralgie vor: Vollreife Holunderbeeren, zu Saft, Mus oder Marmelade verarbeitet, zwei, drei Wochen lang in den Speiseplan aufnehmen.
- Wohltuende Wirkung: Bereiten Sie ein Voll- oder Teilbad mit Holunderblüten zu, zum Beispiel ein Fußbad bei geschwollenen Füßen oder ein muskelentspannendes, durchblutungsförderndes Wannenbad mit $^1/_2$ Liter Holunderessig.

- Hilfe von außen: Reiben Sie sich von Zeit zu Zeit von Kopf bis Fuß mit wasserverdünnten Essig von Holunderblüten oder -beeren ein.
- Lindert akute Bewegungsschmerzen: Massieren Sie die betreffenden Körperpartien mit einer Mischung aus Holunderblüten- und Johanniskrautöl. Für eine gezielte Massage, zum Beispiel bei überbeanspruchten Muskeln oder Gelenken, eignet sich auch Holunderblütenöl oder frisch gepresster Holundersaft.
- Hausmittel bei krankhaftem Gelenkverschleiß (Arthrose): Einen Brei aus Holunderbeeren und -blättern mit reinem Pflanzenöl mischen, auf die schmerzenden Gelenke dick auftragen, mit einem Tuch abdecken. Die Auflage erneuern, sobald sie eingetrocknet ist.
- Traditionelle Empfehlung: Rheumasalbe aus Schweineschmalz und Blättern auftragen. Oder nur die zerquetschten Blätter als Umschläge auf die geschwollenen Gelenke legen.
- Nützlich bei Prellungen oder Verrenkungen: Geben Sie etwas Holundertinktur oder einen Schuss Holunderessig auf ein feuchtes Tuch und umwickeln Sie damit locker die Gelenke.
- Pflanzenmedizin bei Nervenentzündungen: Verwenden Sie im Wechsel mit Holunderblüten auch Salben aus Arnika, Rosskastanie, Johanniskraut oder Beinwell.

TIPP

Informieren Sie Ihren behandelnden Arzt, wenn Sie vorhaben, bei ernsteren Beschwerden zusätzlich Arzneien aus Holunderprodukten einzusetzen.

Nicht jede Erkrankung auf eigene Faust behandeln

In der traditionellen Volksheilkunde kennt man noch weitere Einsatzmöglichkeiten für Holunder. Die natürliche Hausapotheke soll sich zum Beispiel zur Behandlung von Gelbsucht oder Zuckerkrankheit, von äußerst schmerzhaften Nervenentzündungen wie Gürtelrose oder Gesichtsschmerz (Trigeminusneuralgie) bis hin zu Tumorerkrankungen bewährt haben. Überzeugte Holunderfans werden sagen: Nichts ist unmöglich. Dennoch ist es ratsam, solche und andere schwerwiegende Erkrankungen nicht auf eigene Faust zu behandeln, sondern fachkundige therapeutische Hilfe in Anspruch zu nehmen.

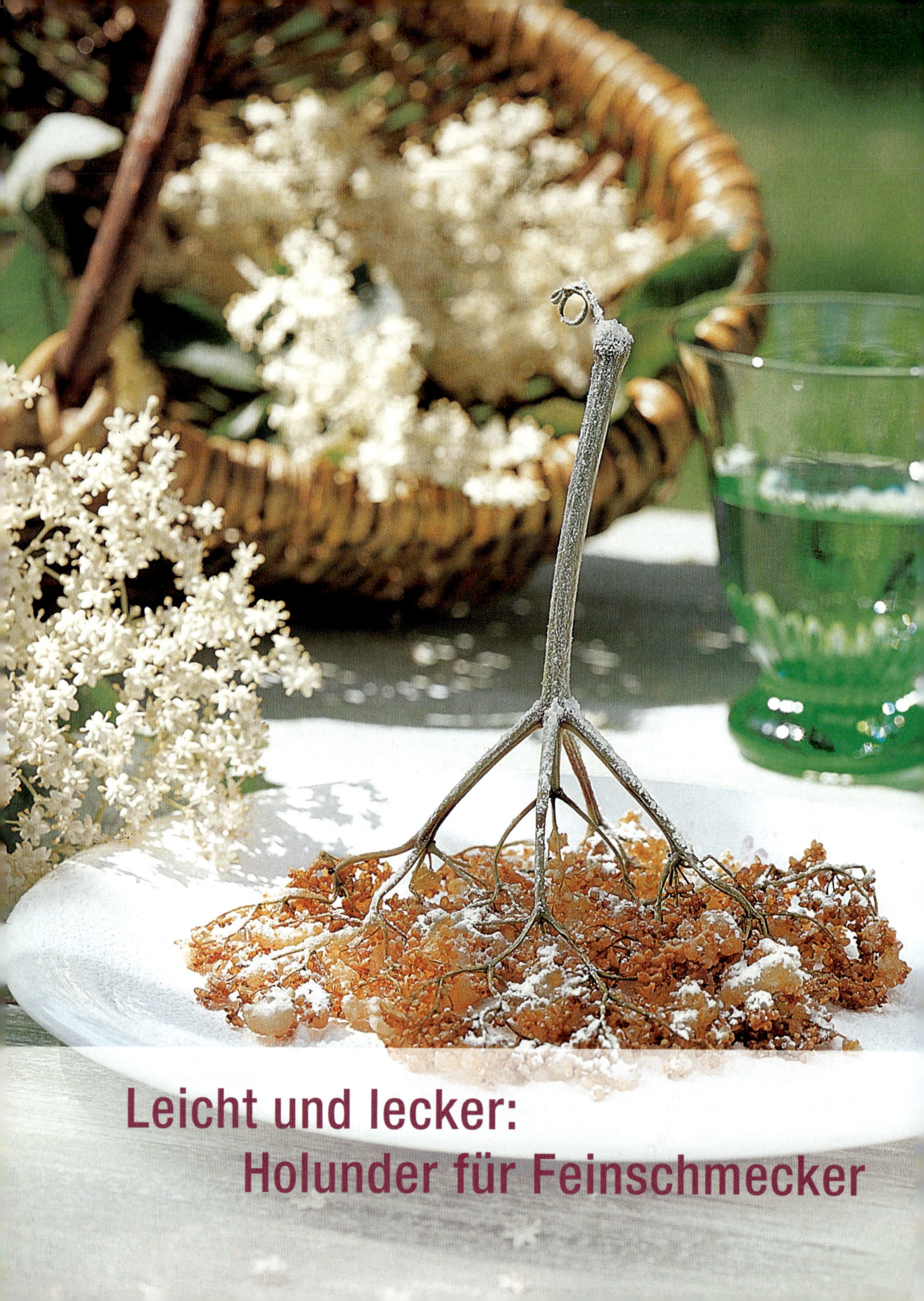

Leicht und lecker: Holunder für Feinschmecker

Das Erfreuliche am Holunder ist, dass uns viele seiner wertvollen Biostoffe auch dann zugute kommen, wenn wir ihn als wohl schmeckende Delikatesse auf den Tisch bringen. Deshalb stelle ich Ihnen auf den nächsten Seiten noch einige ausgesuchte Holunderspezialitäten vor: Rezepte aus der modernen Holunderküche und altbekannte Köstlichkeiten wie die in Teig gebackenen Holunderblüten (»Hollerküchla«) oder Großmutters fabelhafte Schneeklößchensuppe. Auch für verwöhnte Gaumen ist etwas dabei, wie die würzig-pikante Holunderbeerenmarinade oder der prickelnde Holunderblütensekt.

Alle Rezepte sind, soweit nichts anderes angegeben, für 4 Personen berechnet

Mus, Marmelade und Gelee

Holunderbeerenmus klassisch

300 g Zucker
40 ml Wasser
500 g Holunderbeeren

- Geben Sie den Zucker in das Wasser.
- Erhitzen Sie das Wasser mit dem Zucker langsam, damit der Zucker schmilzt.
- Rühren Sie die Holunderbeeren in das Zuckerwasser und kochen Sie die Mischung einige Minuten bei größerer Hitze, bis die Beerenhaut platzt.

Tipp: Das Holunderbeerenmus ist nicht nur eine perfekte Zutat für viele Desserts, sondern – meist kalt serviert – auch eine hervorragende Beilage für Putenfleisch. Sie können das Mus auch mit gefrorenen Holunderbeeren herstellen.

Holunderbeerenmus mit Schwips

500 g Zucker
1/2 l Rotwein
1 kg Holunderbeeren

- Lassen Sie den Zucker mit dem Rotwein in einem Topf 15 Minuten köcheln, bevor Sie die Holunderbeeren dazugeben.
- Kochen Sie die Beerenmasse bei geringer Hitze weiter, bis das Mus eingedickt ist.

Tipp: Das Holunderbeerenmus passt als Beilage zu Wildgerichten.

Gelingt-immer-Marmelade

1 kg Holunderbeeren
500 g Gelierzucker extra
(1 Teil Zucker auf 2 Teile Früchte)

- In einem Topf die Holunderbeeren etwas zerdrücken, dann mit dem Gelierzucker mischen.
- Das Ganze erhitzen und zwei Minuten sprudelnd kochen. Danach sofort randvoll in Gläser füllen und verschließen.
- Bei der Zubereitung in der Mikrowelle: Füllen Sie die Marmeladengläser nur zu zwei Drittel mit der Beeren-Zucker-Masse. So lange erhitzen, bis Schaum aufsteigt.

Tipp: Veredeln Sie die Marmelade vor dem Abfüllen mit einem Schuss Holunderlikör.

Holunderbeerenmus Hohes C

1 kg Holunderbeeren
500 g Zucker
3 EL Zitronensaft
1 Vanilleschote
4 Kiwis
1 EL Himbeergeist

- Kochen Sie aus frischen oder tiefgefrorenen Holunderbeeren mit dem Zucker, dem Zitronensaft und dem ausgekratzten Mark der Vanilleschote ein geschmeidiges Beerenmus.
- Die Kiwis schälen und mit dem Schneidestab des elektrischen Handrührers pürieren.
- Das Püree mit dem Himbeergeist und der abgekühlten (!) Holundermasse verrühren.
- Das Mus schmeckt zu Eiscreme und Pudding.

Tipp: Füllen Sie zu Mus verarbeitete Holunderbeeren ebenso wie die Marmeladen und Gelees in heiß ausgespülte Gläser. Mit Schraubdeckeln verschließen und auf den Deckel gestellt abkühlen lassen.

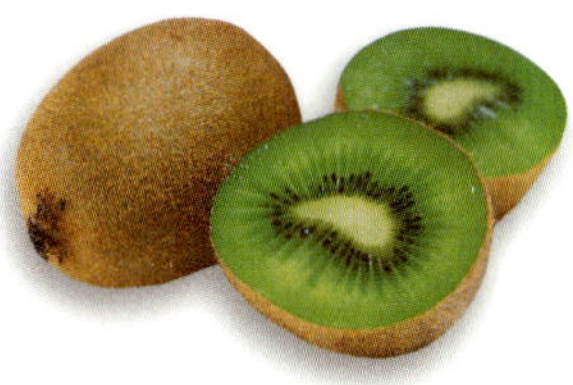

Holunder-Kirsch-Mandel-Konfitüre

- Verrühren Sie die zerdrückten Beeren und Kirschen mit dem Gelierzucker.
- Lassen Sie den Fruchtbrei drei Stunden ziehen. Kochen Sie ihn danach unter Rühren auf, davon vier Minuten sprudelnd.
- Mandeln unterrühren, Marmelade sofort in Gläser füllen und verschließen.

500 g Holunderbeeren
500 g entsteinte Sauerkirschen
1 kg Gelierzucker (1:1)
3 EL frisch geröstete Mandelstifte

Tipp: Einen Teil der Kirschen können Sie durch Brombeeren ersetzen.

Holunderbeerengelee Rapid

- Lösen Sie durch Rühren den Gelierzucker in dem Holunderbeeren- und dem Zitronensaft auf.
- Lassen Sie die Flüssigkeit in einem Topf 4 Minuten sprudelnd kochen. Schöpfen Sie den dabei entstandenen Schaum ab und füllen Sie das heiße Gelee in gut verschließbare Gläser.

500 g Gelierzucker extra (2:1)
1 Liter Holunderbeerensaft
Saft einer Zitrone

Tipp: Ersetzen Sie einen Teil der Saftmenge durch Traubensaft oder zerkleinerte Aprikosenstückchen.

Holunder-Apfel-Birnen-Gelee

- Verrühren Sie die Säfte mit dem Gelierzucker, der abgeriebenen Zitronenschale und dem Mark der Vanilleschote.
- Lassen Sie die Mischung in einem Topf 4 Minuten sprudelnd kochen.
- Füllen Sie das Gelee noch heiß in saubere Gläser, die Sie fest verschließen.

1/2 l Holunderbeerensaft
1/4 l Birnensaft
1/4 l Apfelsaft
500 g Gelierzucker extra
1 unbehandelte Zitrone
1 Vanilleschote

Tipp: Probieren Sie auch andere Zusammenstellungen aus, zum Beispiel Gelee aus Holundersaft mit Quitten-, Schlehen- oder Brombeersaft.

30 Holunderblütendolden
3/4 l Apfelsaft
Saft von 1/2 Zitrone
1 rosa Grapefruit
500 g Gelierzucker extra (2:1)

Holunderblütengelee Rosalinde

- Geben Sie die abgerebelten Holunderblüten mit dem Apfel- und Zitronensaft möglichst in eine weithalsige Flasche. (Das erleichtert es später, die Blüten zu entfernen.) Decken Sie das Gefäß mit Frischhaltefolie ab und stellen Sie es zwei Tage an einen warmen aber dunklen Platz. Schwenken Sie es gelegentlich.
- Gießen Sie nach dieser Zeit die Flüssigkeit durch ein Sieb in einen Topf. Schneiden Sie die geschälte Grapefruit in kleine Stücke und geben Sie sie mit dem Gelierzucker in die Flüssigkeit.
- Bringen Sie das Ganze unter Rühren bei starker Hitze zum Kochen. Lassen Sie es 4 Minuten unter Weiterrühren sprudelnd kochen.
- Das noch heiße Blütengelee randvoll in Gläser füllen und sofort mit Schraubdeckel verschließen.

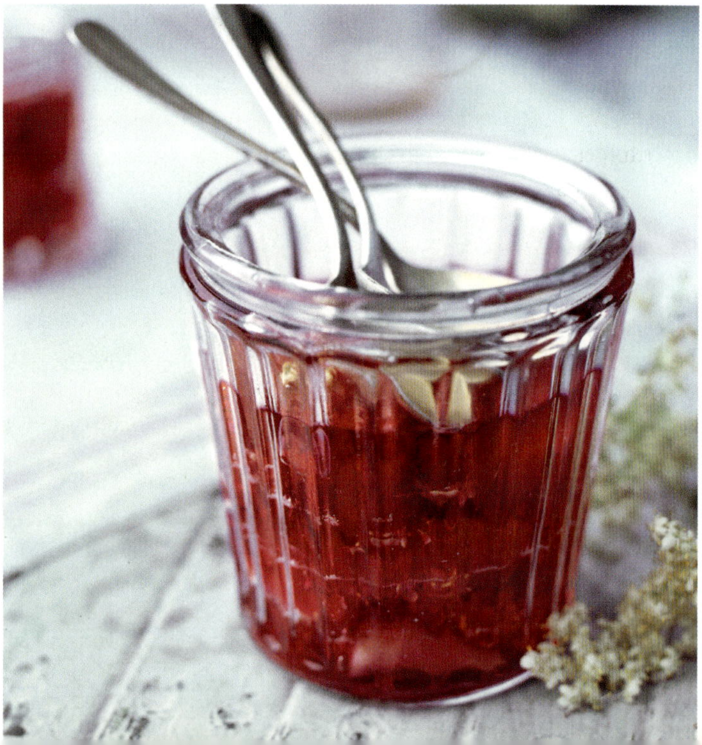

Suppen, Saucen, Sirup

Fruchtige Holunderbeerensuppe

- Kochen Sie den Holundersaft mit dem Apfel- und Birnenmus, dem Zitronensaft und dem Zucker unter Rühren kurz auf.
- Nehmen Sie das Ganze von der Kochstelle und ziehen Sie den Schmand unter die heiße, nicht mehr kochende (!) Fruchtmasse.
- Die Suppe können Sie auch als erfrischende Kaltschale zubereiten: Einfach die flüssige Fruchtmasse abkühlen lassen und erst vor dem Servieren den Schmand unterrühren.

1 l Holunderbeerensaft
je 1 Tasse Apfel- und Birnenmus
Saft einer halben Zitrone
2 EL Zucker
200 g Schmand

Tipp: Würzen Sie die Suppe mit etwas Zimt- oder Nelkenpulver.

Holunderblütensuppe Milli Vanilli

- Rebeln Sie die Holunderblüten von den Dolden. Kochen Sie die Blüten in der Milch auf und lassen Sie sie noch 5 Minuten zugedeckt ziehen.
- Gießen Sie die Milch durch ein Sieb. Rühren Sie die Speisestärke mit kaltem Wasser an und dicken Sie damit die Milch an.
- Nochmals aufkochen. Mit Vanillinzucker abschmecken.
- Servieren Sie die Blütensuppe gut gekühlt.

4 Holunderblütendolden
1 l Vollmilch
1 TL Speisestärke
2 TL Vanillinzucker

Holunderbeeren-Kaltschale mit Schuss

- Kochen Sie die Holunderbeeren mit Zucker und Zitronensaft weich.
- Lassen Sie die Masse abkühlen, bevor Sie einen Schuss Weißwein unterrühren.

500 g Holunderbeeren
100 g Zucker
Saft einer halben Zitrone
Weißwein

Tipp: Servieren Sie dieses musige Dessert als Kaltschale mit einer Kugel Vanilleeis.

Großmutters Schneeklößchensuppe

500 g frische oder tiefgefrorene Holunderbeeren
1/4 l Wasser
30 g Speisestärke
100–150 g Zucker
1 Prise Salz
1 Spritzer Rum
2 Eiweiße
1 EL Vanillinzucker

- Bringen Sie die Holunderbeeren im Wasser unter Rühren zum Kochen. Streifen Sie die Fruchtmasse anschließend durch ein Sieb.
- Rühren Sie die Speisestärke mit 2 Esslöffeln kaltem Wasser an und geben Sie sie langsam in die heiße Flüssigkeit.
- Kochen Sie die Suppe noch einmal kurz auf und fügen Sie nach Geschmack Zucker, Salz und Rum dazu.
- Verrühren Sie die Eiweiße mit Vanillinzucker und schlagen Sie es steif.
- Stechen Sie mit einem Teelöffel Klößchen ab, die Sie in einem Topf auf kochend heißes Wasser setzen und gut 5 Minuten dämpfen.
- Sobald die Klößchen fest sind, können Sie sie auf die in Tellern vorbereitete Holundersuppe legen.

Tipp: Runden Sie die Holundersuppe vorher mit etwas Butter oder anderen Früchten ab, beispielsweise mit Pflaumen oder Brombeeren.

Holunderblütensirup Standard

1 l Wasser
600 g Zucker
3 Tassen frisch abgerebelte Holunderblüten (etwa 9 bis 10 Dolden)
1 Zitronenscheibe
20 g Zitronensäure (gibt's in Apotheken und Drogerien)

- Kochen Sie das Wasser mit dem Zucker 5 Minuten. Lassen Sie es erkalten und geben Sie es zusammen mit den Holunderblüten (ohne Stängel) und den übrigen Zutaten in ein dunkles Gefäß.
- Stellen Sie es zugedeckt an einen dunklen Platz und schütteln Sie es gelegentlich.
- Nach fünf Tagen können Sie den Sirup durch ein Sieb in eine Flasche füllen, verkorken und kalt aufbewahren.

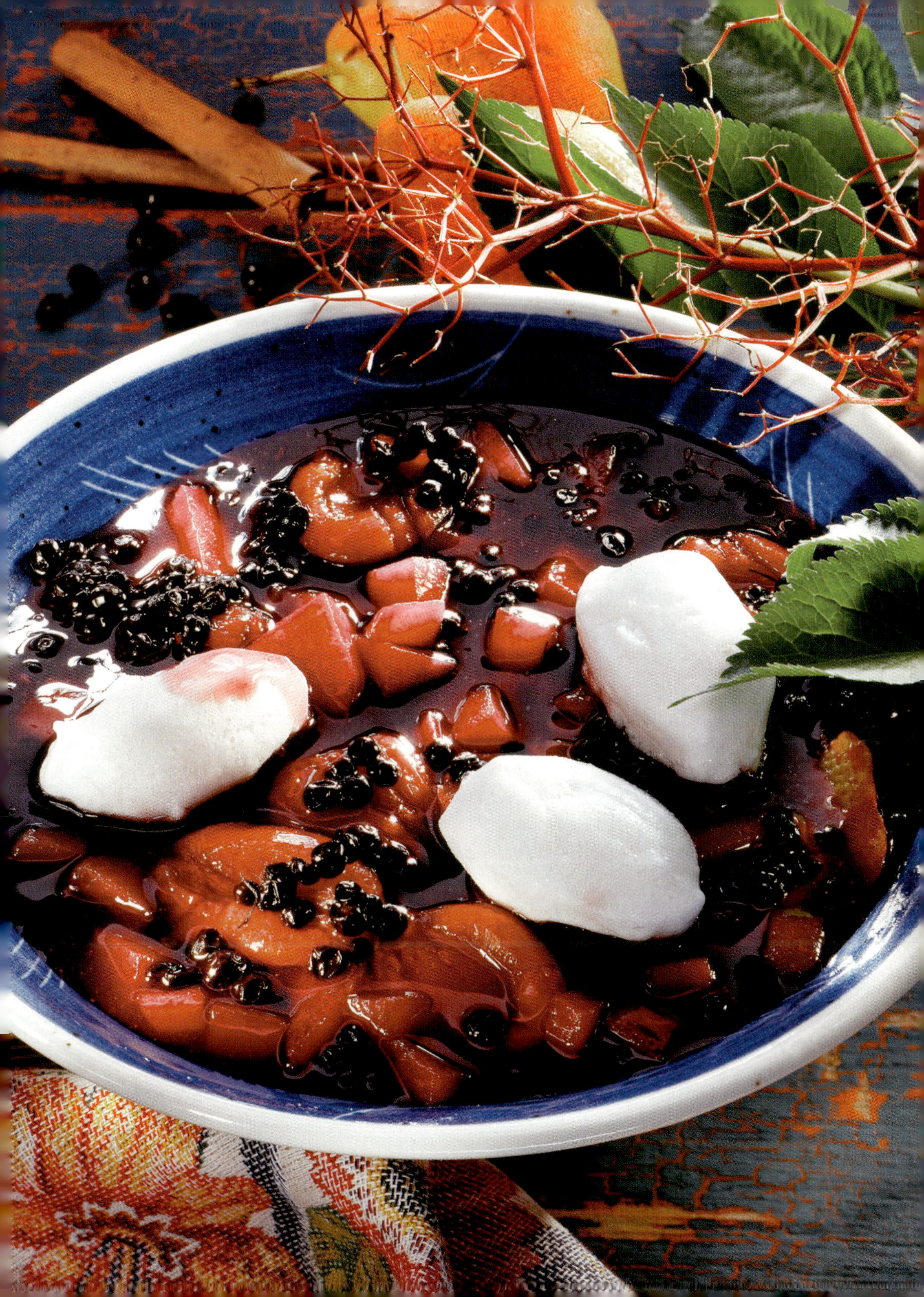

Holunderbeerensauce süß und heiß

2 Tassen Holunderbeerengelee
3 EL Weinbrand
200 g Schlagsahne

- Geben Sie alle Zutaten in eine geeignete Schüssel und erhitzen Sie das Ganze 4 Minuten in der Mikrowelle bei 600 Watt.
- Rühren Sie die heiße Sauce kurz um, bevor Sie sie servieren.

Tipp: Die Sauce schmeckt hervorragend zu Puddings, Eiscreme oder Holunderküchlein.

Pikante Holunderbeeren-Rotwein-Sauce

2 rote Zwiebeln
2 EL Olivenöl
1 EL Butter
2 EL Holunderbeerengelee
50 ml Gemüse- oder Wildfond
100 ml Holunderbeerensaft
100 ml Holunderbeerenwein
3 EL Speisestärke
Salz, Pfeffer aus der Mühle

- Schneiden Sie die geschälten Zwiebeln in kleine Würfel, die Sie in heißem Olivenöl und Butter in einer Pfanne anschwitzen.
- Geben Sie das Holunderbeerengelee, den Gemüse- oder Wildfond, den Holunderbeerensaft und den Holunderbeerenwein dazu.
- Verrühren Sie die Speisestärke mit etwas kaltem Wasser und binden Sie die Flüssigkeit damit.
- Mit Salz und Pfeffer würzen.

Tipp: Die Rotweinsauce passt bestens zu allen Wildgerichten.

Holunderbeerensauce mit und ohne Schwips

1 Tasse Holunderbeerenmus
3 EL bittere Orangenmarmelade
1 TL Senf
2 EL Holunderbeerenwein
1 EL Holunderschnaps
Salz, weißer Pfeffer aus der Mühle

- Verrühren Sie alle Zutaten zu einer geschmeidigen Sauce. Anstelle der alkoholischen Zugaben können Sie das Mus auch mit Holunderbeerensaft oder Wasser verdünnen.

Tipp: Die Holunderbeerensauce passt zu kaltem Wildbret, kaltem Puter und Pasteten.

Desserts

Holunderbeerencreme de luxe

- Weichen Sie die Gelatineblätter 5 Minuten in kaltem Wasser ein.
- Rühren Sie die Eigelbe mit dem Zucker schaumig. Stellen Sie die Schüssel ins Wasserbad und rühren Sie so lange weiter, bis die Masse dickcremig und warm ist.
- Vermengen Sie die – leicht ausgedrückte – Gelatine und das Holunderbeerenmus mit der Eiercreme. Lassen Sie die Masse im Kühlschrank fast fest werden.
- Schlagen Sie die Eiweiße zu steifem Schnee und heben Sie es gleichmäßig unter die Creme. Danach in Dessertschalen füllen und kalt stellen, bis die Creme ganz fest geworden ist. Mit ein paar Tupfer Holunderbeerenmus garnieren.

4 Blatt Gelatine
2 Eigelbe
4 EL Zucker
2 Pck. Vanillinzucker
500 g Holunderbeerenmus
2 Eiweiße

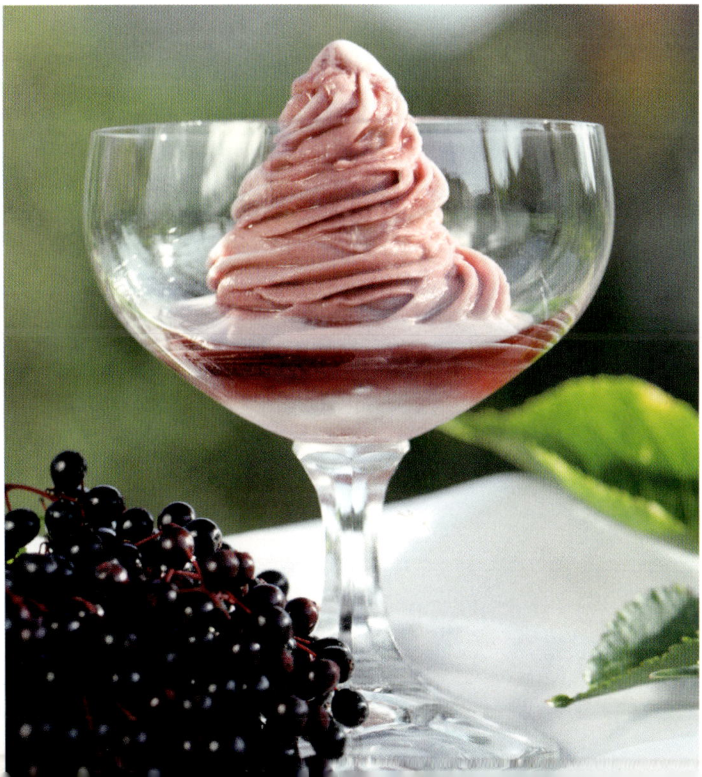

Holunderbeeren-Weincreme

6 Blatt Gelatine
6 Eigelbe
6 EL Zucker
1/4 l Holunderbeerensaft
1/8 l Holunderblütenwein
3 EL Holunderbeerenlikör
200 g Schlagsahne

- Weichen Sie die Gelatineblätter 5 Minuten in kaltem Wasser ein.
- Schlagen Sie Eigelbe, Zucker, Holunderbeerensaft und Holunderblütenwein in einem Kochtopf auf niedriger Wärmestufe so lange, bis eine dickliche Creme entsteht. Rühren Sie die ausgedrückte Gelatine darunter.
- Stellen Sie den Topf in kaltes Wasser. Rühren Sie die Creme ab und zu um, bis sie zu gelieren beginnt.
- Ziehen Sie danach den Holunderbeerenlikör und steif geschlagene Sahne unter (einen Klecks Sahne zum Garnieren zurückbehalten.) Füllen Sie die Creme in Dessertschalen und stellen Sie sie im Kühlschrank zugedeckt zwei bis drei Stunden kalt. Mit Sahnetupfern garnieren und mit Holunderbeerenlikör beträufelt servieren.

Holunderbeeren-Sauermilchcreme

6 Blatt Gelatine
100 ml Holunderbeerensaft
200 g saure Sahne
1/4 l Buttermilch
6 EL Zucker
Saft einer 1/2 Zitrone
1 EL Holunderschnaps
200 g Schlagsahne

- Weichen Sie die Gelatineblätter 5 Minuten in kaltem Wasser ein.
- Verrühren Sie den Holunderbeerensaft mit saurer Sahne, Buttermilch, Zucker, Zitronensaft und Holunderschnaps.
- Erwärmen Sie die ausgedrückte Gelatine unter Rühren, bis sie vollständig aufgelöst ist. Ziehen Sie 5 EL des Holunderbeerensaft-Buttermilch-Gemischs mit dem Schneebesen unter die Gelatine. Rühren Sie dann das übrige Holunderbeerensaft-Buttermilch-Gemisch langsam darunter.
- Sobald die Creme anfängt zu gelieren, können Sie die steif geschlagene Sahne unterheben.
- Füllen Sie die Creme in Schälchen und stellen Sie sie drei bis vier Stunden im Kühlschrank kalt.

Hirsequark mit Holunder-Beeren-Mix

- Schlagen Sie die Sahne steif und verrühren Sie sie mit Speisequark, Zitronensaft und Holunderblütensirup zu einer geschmeidigen Creme.
- Heben Sie Hirse, Walnüsse, Holunderbeerenmus und Beeren vorsichtig unter die Quarkmasse.
- Auf Dessertteller verteilen und gut gekühlt servieren.

1/8 l Sahne
250 g Speisequark
Saft einer halben Zitrone
6 EL Holunderblütensirup
200 g gekochte Hirse
2 EL Walnusskerne
100 g Holunderbeerenmus
200 g tiefgekühlte Beerenmischung: Blaubeeren, Johannisbeeren und Himbeeren

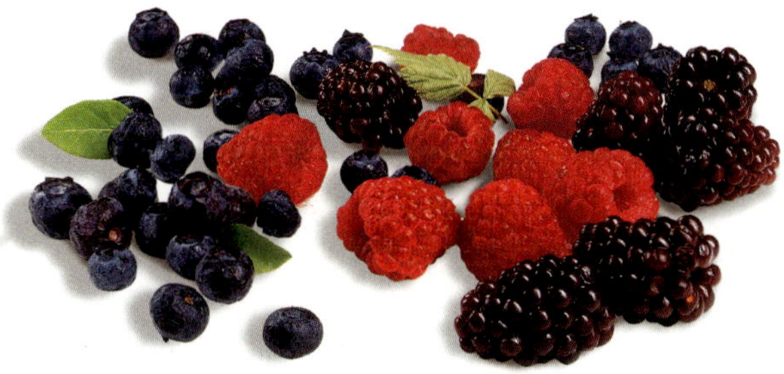

Holunderweinschaum mit frischen Feigen

- Schlagen Sie Eigelbe und Zucker in einer Metallschüssel zu einer cremigen Masse auf. Stellen Sie die Schüssel in ein leicht siedendes Wasserbad.
- Lassen Sie Zitronensaft und den Holunderbeerenwein in die Masse fließen, dabei ständig weiterschlagen, bis eine dickschaumige Sauce entstanden ist.
- Gießen Sie den Weinschaum als Spiegel auf vier Teller. Setzen Sie jeweils zwei Feigenhälften in die Mitte.
- Mit Minze- oder Melissenblättchen garnieren und sofort servieren.

2 Eigelbe
5 EL Zucker
Saft einer halben Zitrone
0,2 l Holunderbeerenwein
8 frische Feigen
frische Minze
Zitronenmelisse zum Garnieren

500 g Holunderbeeren
250 g entsteinte Pflaumen oder Zwetschgen
1/4 l Holunderblütenwein
5 EL Holunderblütensirup
1 Msp. Nelkenpulver
1 TL gemahlener Zimt
70 g kleingeschnittene Brotrinde
5 Gewürznelken
4 EL Pinienkerne

Holunder-Pflaumen-Kompott traditionell

- Kochen Sie die Holunderbeeren mit den Pflaumen- oder Zwetschgenhälften in Holunderblütenwein kurz auf.
- Fügen Sie Holunderblütensirup, Nelkenpulver, Zimt, Brotrinde und Gewürznelken dazu und lassen Sie das Ganze bei schwacher Hitze zu einem weichen Kompott köcheln.
- Danach gut auskühlen lassen und in Portionsschälchen füllen. Streuen Sie vor dem Servieren die Pinienkerne darüber.

Tipp: Ohne Brotrinde können Sie das Kompott langsam zu einem dicken Holler-Zwetschgen-Mus verkochen.

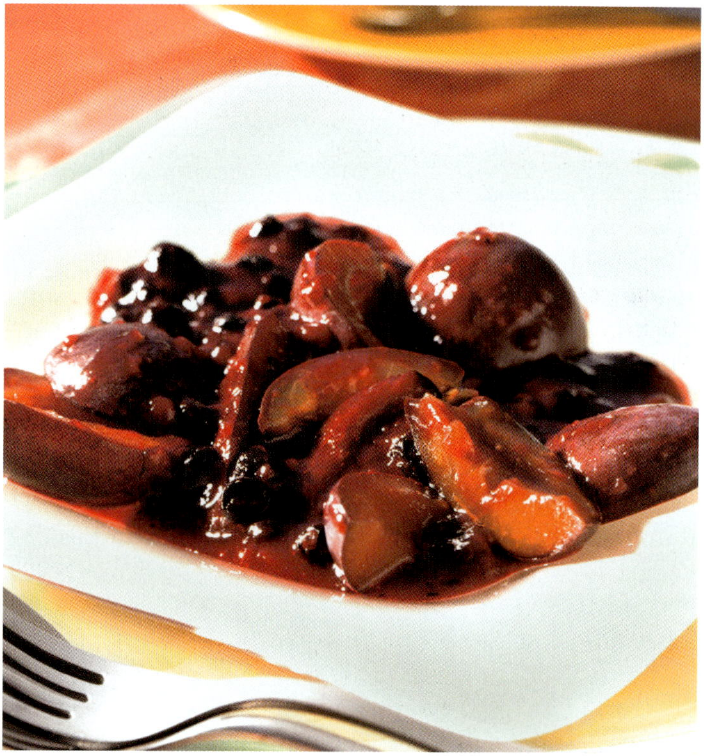

Holunderbeeren und Co. mit Zimtsabayon

400 g tiefgekühlte Beerenmischung (Erdbeeren, Brombeeren, Himbeeren, Johannisbeeren)
200 g tiefgefrorene Holunderbeeren
100 g Zucker
Holunderblütenwein
1 Msp. Zimt
4 Eigelbe

- Verrühren Sie die tiefgekühlten Beeren in einem Topf mit 50 g Zucker, Wein und Zimt. Erhitzen Sie die Mischung.
- Lassen Sie sie kurz aufwallen, bevor Sie sie in ein Sieb schütten.
- Fangen Sie den Saft in einer Schüssel auf und lassen Sie ihn etwas auskühlen. Stellen Sie die Beeren in einer Schale kalt.
- Schlagen Sie die Eigelbe mit 50 g Zucker in einer Metallschüssel mit dem Schneebesen schaumig. Stellen Sie die Schüssel in ein leicht siedendes Wasserbad. Dabei weiterrühren und den aufgefangenen Weinsud langsam dazufließen lassen. Das Zimtsabayon ist fertig, sobald es eine dickliche Konsistenz hat.
- Verteilen Sie die Beeren auf Dessertschalen und übergießen Sie sie mit der Zimtsauce.

Tipp: Eine klassische Beilage sind gedünstete Birnen. Da die tiefgekühlten Beeren jederzeit vorrätig sind, können Sie das Dessert gut mit frischen exotischen Früchten wie Persimonen, Mangos oder Feigen kombinieren.

Holunderbeerengrütze mit Mandelsplittern

250 g Holunderbeeren
1/8 l Wasser
1 EL Holunderblütensirup
ausgeschabtes Mark von 1 Vanilleschote
1 EL Speisestärke
Mandelsplitter
200 g Sahne
1 Pck. Vanillinzucker

- Holunderbeeren ins Wasser geben und bei mittlerer Hitze in etwa 10 Minuten weich kochen. Holunderblütensirup und Vanillemark hinzufügen.
- Rühren Sie die Speisestärke mit etwas kaltem Wasser an und binden Sie die Beerenmasse damit.
- Mischen Sie die Mandelsplitter darunter, heben Sie einige für die Garnitur auf.
- Füllen Sie die Grütze in kleine Portionsschälchen, die Sie einige Stunden kalt stellen.
- Schlagen Sie die Sahne nur leicht cremig, geben Sie nach und nach etwas Vanillinzucker und etwas Holunderblütensirup dazu.
- Bedecken Sie die abgekühlte Grütze mit der Sahnesauce und streuen Sie die restlichen Mandelsplitter darüber.

Zarte Holunderblüten-Nocken

6 Blatt Gelatine
400 g Schmand
5 EL Holunderblütensirup
Saft und abgeschälte Schale von 1/2 Zitrone
5 EL Mandelstifte
250 g Holunderbeerenmarmelade
3 EL Holunderblütenlikör

- Weichen Sie die Gelatineblätter 5 Minuten in kaltem Wasser ein.
- Verrühren Sie den Schmand mit dem Holunderblütensirup und dem Zitronensaft. Ziehen Sie die Mandelstifte und die ausgedrückte Gelatine darunter. Lassen Sie die Masse gelieren.
- Verrühren Sie die Holunderbeerenmarmelade mit dem Holunderblütenlikör.
- Stechen Sie mit einem Löffel Nocken von der Creme ab und richten Sie sie mit der Holunderbeerenmarmelade an.

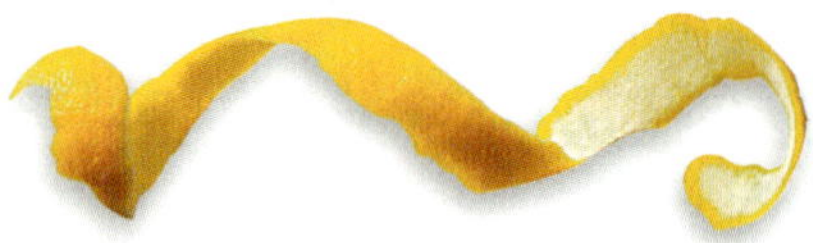

Kerniges Röstflocken-Holunder-Müsli

200 g kernige Haferflocken
2 EL Butterschmalz
2 EL Zucker
4 EL Sonnenblumenkerne
4 EL Pinienkerne
4 EL Holunderbeerenmus
6 EL Rosinen
1 Hand voll Weintrauben
4 EL Gelee (aus Holunderbeeren oder -blüten)
1 EL Zitronensaft
1/4 l Kefir

- Rösten Sie die Haferflocken unter ständigem Rühren in einer Pfanne mit heißem Butterschmalz goldgelb. Streuen Sie Zucker darüber und rühren Sie das Ganze kurz um.
- Mischen Sie Sonnenblumen- und Pinienkerne mit Holunderbeerenmus, Rosinen und Weintrauben in einer Schüssel.
- Bereiten Sie aus dem Holundergelee mit Zitronensaft und Kefir im Mixer eine Creme zu, die Sie unter die Mischung ziehen.
- Füllen Sie das Müsli in Portionsschälchen und bestreuen Sie es mit den Röstflocken.

Delikat Gebackenes

Ausgebackene Holunder-Küchlein

- Bereiten Sie aus Mehl, Eigelbe, Milch, Salz und Zucker einem cremigen Teig zu. Lassen Sie ihn abgedeckt eine Stunde stehen, damit das Mehl ausquillt.
- Ziehen Sie danach die steif geschlagenen Eiweiße unter.
- Tauchen Sie die Holunderblüten kopfüber mit dem Stiel nach oben in den Teig. Backen Sie sie anschließend in heißem Fett schwimmend in einer hohen Pfanne knusprig aus. Heben Sie die Küchlein an dem Doldenstiel aus der Pfanne.
- Oder: Schneiden Sie den Stiel dicht über dem Backteig ab und wenden Sie das Küchlein in der Pfanne, um es von beiden Seiten goldbraun zu backen.
- Bestreuen Sie die Küchlein mit Zimt und Zucker.

Tipp: Holunder-Küchlein gelingen auch in der Fritteuse. Variieren Sie den Backteig nach Belieben mit Weißwein (Holunderblütenwein), Bier oder kräftigem Sprudelwasser anstelle von Milch.

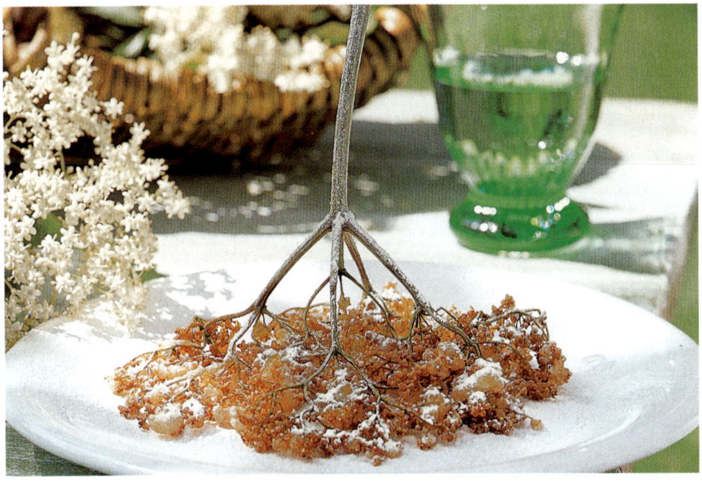

200 g Mehl
3 Eigelbe
125 ml Milch
je 1 Msp. Salz und Zucker
3 Eiweiße
12–16 frisch aufgeblühte Holunderdolden
Butterschmalz oder Pflanzenöl zum Ausbacken
1 EL Zimtpulver
2–3 EL Zucker

Gebackene Bananen mit Holundereis

200 g Schlagsahne
200 g Schmand
4 EL Holunderbeeren-marmelade
2 EL Butter
4 kleine Bananen
2 EL Zitronensaft
4 TL Zucker
2 TL Holunderschnaps
Kakaopulver

- Verrühren Sie die steif geschlagene Sahne mit Schmand und Holundermarmelade. Füllen Sie die Masse in einen Tiefkühlbehälter stellen Sie ihn gut 1 Stunde ins Gefrierfach.
- Bestreichen Sie eine feuerfeste Form mit Butter. Heizen Sie den Backofen auf 220 °C vor. Legen Sie die geschälten und der Länge nach halbierten Bananen nebeneinander in die Backform.
- Träufeln Sie Zitronensaft darüber und streuen je 1 Teelöffel Zucker über die Bananen. Backen Sie sie 5 Minuten auf obersten Schiene des Backofens.
- Beträufeln Sie die gebackenen Bananen mit etwas Holunderschnaps.
- Mit der halbgefrorenen Sahnecreme auf Portionstellern anrichten und mit Kakaopulver bestreuen.

Holunderstrudel »Schnelle Rolle«

500 g Äpfel
500 g Birnen
100 g Paniermehl
100 g Butter
500 g Holunderbeeren
Zimt
2 EL Zitronensaft
Nelkenpulver
100 g Walnüsse
4 EL Holunderschnaps
1 Pck. (300 g) backfertiger Frisch-Blätterteig (Kühlfach)
2 Eier

- Schneiden Sie die geschälten Äpfel und Birnen blättrig.
- Rösten Sie das Paniermehl in 50 g Butter goldgelb. Schmelzen Sie die restliche Butter.
- Mischen Sie das Obst mit den Holunderbeeren. Mit Zimt, Zitronensaft, Nelkenpulver, Nüssen und Holunderschnaps abschmecken.
- Entrollen Sie den Frischblätterteig auf dem Backblech. Verwenden Sie als Unterlage das Backpapier vom Blätterteig. Bringen Sie die Fülle in der Mitte des Teiges auf. Bestreichen Sie auf einer Seite des Teiges den Rand mit verquirltem Ei. Legen Sie dann die Seiten übereinander, die bestrichene Seite zuletzt so, dass der Schluss verklebt.
- Bestreichen Sie den Strudel mit verquirltem Ei und backen Sie ihn im vorgeheizten Backofen bei 220 °C gut 25 Minuten lang.

Eskimos Holundertorte

- Mischen Sie die Biskuitbrösel mit geschmolzener Butter, drücken Sie die Masse flach in eine Springform.
- Vermischen Sie Frischkäse, Joghurt und Zitronensaft mit einem elektrischen Rührgerät.
- Kochen Sie die Beeren, den Tortenguss und den Zucker unter Rühren auf. Ziehen Sie die Mischung unter die Frischkäsemasse.
- Füllen Sie die Käsecreme in die Springform und stellen Sie sie etwa 3 Stunden in den Kühlschrank.

Tipp: Garnieren Sie vor dem Servieren die Eskimo-Holundertorte mit frischen Beeren.

50 g zerbröselte Löffelbiskuits
125 g Butter
600 g Doppelrahm-Frischkäse
300 g Joghurt
3 El Zitronensaft
100 g Holunderbeeren
100 g Himbeeren
50 g Brombeeren
1 Pck. Tortenguss
75 g Zucker

Holunderbeeren-Krustis

- Verrühren Sie das Holundermus mit Zimt und Schnaps. Bestreichen Sie vier Brotscheiben damit und bedecken Sie sie mit den übrigen Scheiben.
- Bereiten Sie aus Eiern, Eiweiß, Mehl, Holunderblütensirup und Salz einen glatten Teig zu.
- Erhitzen Sie das Butterschmalz in einer großen Pfanne. Wenden Sie die Brotscheiben in dem Teig und braten Sie sie in dem Fett goldbraun.
- Bestreuen Sie die Holunderbeeren-Krustis mit Zimt und Zucker.

Tipp: Bestreuen Sie anstelle von Zimt und Zucker die Krustis mit Kokosraspeln.

4 EL Holunderbeerenmus
1TL Zimt
1 TL Holunderschnaps
8 Scheiben Sandwichbrot
4 Eier
2 Eiweiße
2 EL Mehl
2 EL Holunderblütensirup
Salz
4 EL Butterschmalz
2 EL Zucker
1 EL Zimt

500 g Mehl, gesiebt
1 Pck. Trockenhefe
60 g Butter, zerlassen
12 EL Zucker
1/4 l lauwarme Milch
etwas Salz
3 Eigelbe
400 g saure Sahne
2 EL Speisestärke
2 kg Äpfel
500 g Holunderbeeren (eingekocht)
2 EL Puderzucker

Apfelkuchen mit Holunderbeeren

- Mischen Sie das Mehl mit der Trockenhefe, rühren Sie zerlassene Butter, 6 EL Zucker, lauwarme Milch, etwas Salz und ein Eigelb darunter.
- Lassen Sie den Teig zugedeckt 15 Minuten gehen. Verrühren Sie Sahne, Zucker und Speisestärke und kochen Sie diese Mischung kurz auf. Nehmen Sie 3 Esslöffel davon ab und verquirlen Sie diese Flüssigkeit mit den restlichen 2 Eigelben, die Sie danach rasch unter die heiße Sahnemischung ziehen.
- Kochen Sie alles zusammen 1 Minute. Schneiden Sie die geschälten und vom Kerngehäuse befreiten Äpfel in ein Zentimeter dicke Scheiben. Lassen Sie die Holunderbeeren abtropfen.
- Schlagen Sie den Teig nochmals kurz durch und rollen Sie ihn auf einer bemehlten Fläche backblechgroß (33 x 43 cm) aus. Breiten Sie den Teig auf Backpapier aus und streichen Sie die inzwischen abgekühlte (!) Sahnecreme darauf.
- Legen Sie die Äpfel dachziegelartig auf und füllen Sie die Holunderbeeren darüber. Lassen Sie das Ganze 15 Minuten zugedeckt gehen, bevor Sie den Kuchen im vorgeheizten Ofen bei 200 °C 30 Minuten backen (auf mittlerer Schiene).
- Sieben Sie 3 Minuten vor Ende der Backzeit Puderzucker darüber und schieben Sie das Blech auf die oberste Leiste. Schalten Sie den Grill ein und lassen Sie den Zucker in 2 bis 3 Minuten karamellisieren.

Tipp: Es geht auch ohne Grill: Nehmen Sie den Kuchen heraus und stellen Sie den Ofen auf höchste Heizstufe. Sieben Sie den Puderzucker über den Kuchen und schieben Sie ihn auf die oberste Leiste, sobald der Ofen die eingestellte Temperatur erreicht hat. Der Zucker sollte in 2 bis 3 Minuten karamellisieren.

Pikante Spezialitäten

Delikater Holunderbeeren-Würzessig

- Geben Sie alle Zutaten in ein verschließbares Gefäß aus Glas (keinen Kunststoff- oder Metallbehälter nehmen), rühren Sie gut um und lassen die Mischung 10 Tage an einem warmen, sonnigen Platz ziehen.
- Schwenken Sie den Behälter gelegentlich.
- Filtern Sie nach dieser Zeit den Essig in dunkle Flaschen ab, die Sie gut verschließen und kühl lagern.

2 Tassen frische oder
1 Tasse getrocknete
Holunderbeeren
1 l Weißweinessig
3 Gewürznelken

Tipp: Holunderbeerenessig passt gut zu Salaten mit würzigen Kräutern, zu Suppen und zum Marinieren von Wildfleisch. (»Medizinischer« Holunderblütenessig siehe Seite 45.)

Holunderblütenessig-Vinaigrette

- Mischen Sie den Holunderblütenessig erst mit Gelee, Salz und Pfeffer, rühren Sie anschließend das Öl kräftig darunter.

1 Tasse Holunder-
blütenessig
6 EL Holundergelee
1 TL Salz
1 Prise Cayennepfeffer
6 EL kaltgepresstes
Speiseöl

Tipp: Die würzige Tunke passt gut zu Blattsalaten wie Batavia, Eichblatt und Lollo rosso.

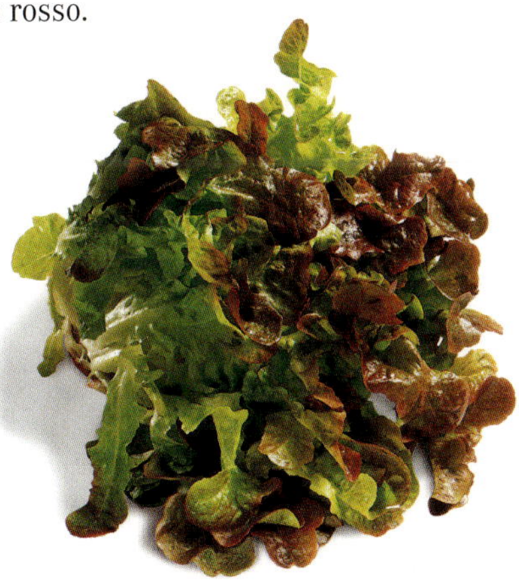

Holunderbeeren-Apfel-Chutney

1 kg Holunderbeeren
3 große Äpfel, in kleine Stifte geschnitten
1 TL fein geraspelter Ingwer
1 Zimtstange
abgeriebene Schale einer halben (unbehandelten) Zitrone
150 g Zucker
3 EL Holunderblütenessig

- Zerdrücken Sie die Holunderbeeren im Topf und bringen Sie sie unter Rühren zum Kochen. Streichen Sie die heiße Masse durch ein Sieb wiederum in einen Kochtopf.
- Geben Sie die Apfelstifte (zwei EL davon zurückbehalten) sowie den Ingwer, die Zimtstange und die abgeriebene Zitronenschale dazu. Kochen Sie die Früchte unter ständigem Rühren zu einer dicken Masse.
- Heben Sie die restlichen Apfelstifte unter das Holundermus und lassen Sie sie kurz mitkochen.
- Entfernen Sie die Zimtstange und runden Sie das Chutney nach Belieben mit etwas Zucker und Essig ab.
- Füllen Sie das Ganze sofort in heiß ausgespülte Gläser, mit Schraubdeckeln verschließen und auf den Deckel gestellt abkühlen lassen.

Tipp: Die würzige Fruchtsoße passt gut zu Fleisch, zum Beispiel zu Kasseler Koteletts.

Holunderbeeren-Mango-Chutney

500 g Mangos
1 Zwiebel
2 Knoblauchzehen, zerdrückt
500 g Holunderbeeren
1 TL Ingwerpulver
4 EL Pflanzenöl
200 g Zucker
150 ml Holunderessig
1 EL Senfkörner
1 TL Salz

- Schneiden Sie die geschälten und entkernten Mangos und die geschälte Zwiebel in kleine Stücke. Dünsten Sie die Zwiebel und die zerdrückten Knoblauchzehen in heißem Öl glasig.
- Geben Sie die Holunderbeeren und die übrigen Zutaten dazu und köcheln Sie das Ganze zu einer dicklichen Masse ein. Ab und zu umrühren.
- Das Chutney in Schraubdeckelgläser füllen und auf den Deckel gestellt abkühlen lassen.

Tipp: Mit gefrorenen Holunderbeeren und getrockneten Aprikosen anstelle der Mangos können Sie die scharf-würzige Früchtesauce ganzjährig zubereiten.

Würzige Holunderbeerensauce

- Schneiden Sie die Schalotten in kleine Stücke, die Sie kurz in Butterschmalz anbraten.
- Mit Holunderbeerenwein und Wildfond (aus dem Glas) ablöschen.
- Rühren Sie das Holunderbeerenmus ein und würzen Sie nach Geschmack mit Salz, Pfeffer oder Piment.

4 Schalotten
2 EL Butterschmalz
30 ml Holunderbeerenwein
30 ml Wildfond
4 EL Holunderbeerenmus
Salz, Pfeffer aus der Mühle oder Piment

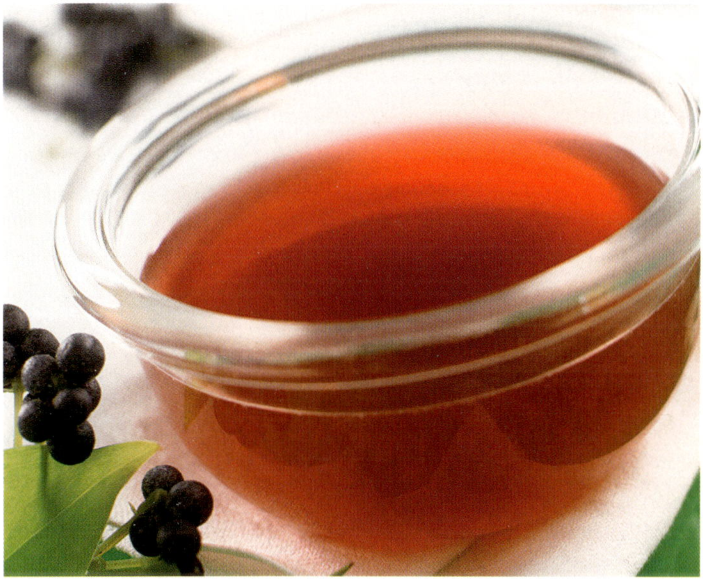

Pikanter Holunderbeeren-Dip

- Schneiden Sie die Zwiebeln in kleine Würfel, die Sie mit den übrigen Zutaten verrühren. In Portionsschälchen anrichten.

Tipp: Ersetzen Sie die Mayonnaise durch Crème fraiche. Sie hat einen Fettgehalt von 30 bis 40 Prozent. Oder nehmen Sie Schmand, das ist ein fester Sauerrahm mit 20 bis 29 Prozent Fettgehalt.

4 kleine Zwiebeln
100 g Mayonnaise
2 EL Holunderbeerenmarmelade
1 EL mittelscharfer Senf
1 TL Holunderblütenessig

Chicoree mit Grapefruit und Holundermarinade

4 Chicoréestauden
2 rosa Grapefruits
4 EL Erdnüsse
2 Likörgläser Holunderbeerensaft
1 EL Holunderblütensirup
3 EL Grapefruitsaft
1 Msp. Salz
1 TL Zitrone
1 EL kaltgepresstes Pflanzenöl

- Lösen Sie die Chicoréeblätter vom Wurzelansatz. Schälen Sie die Grapefruits über einer Schüssel so dick, dass die weiße Haut völlig entfernt ist. Schneiden Sie mit einem scharfen Messer das Fruchtfleisch aus den Zwischenhäuten. Legen Sie die Fruchtspalten mit den Chicoréeblättern in eine flache Schüssel.
- Rösten Sie die Erdnüsse trocken in einer Pfanne.
- Geben Sie für die Marinade den Holunderbeerensaft mit dem Holunderblütensirup und dem Grapefruitsaft in eine Schüssel.
- Fügen Sie Salz und Zitrone hinzu und rühren Sie die Flüssigkeit so lange mit einem Schneebesen, bis sich das Salz gelöst hat. Gießen Sie unter weiterem Rühren das Öl dazu.
- Verteilen Sie die Salatsauce über den Chicoréeblättern mit den Grapefruits und streuen Sie die gerösteten Erdnüsse darüber.

Tipp: Rösten Sie anstelle von Erdnüssen Mandelblättchen oder streuen Sie frische Pistazien- oder Cashewkerne über den Salat.

Holunder-Früchtecocktail mit Geflügel

300 g gekochtes Geflügelfleisch (Brust von Huhn oder Puter)
2 Kiwis
1 kleine Ananas
1 Orange
2 TL Holunderblütensirup
Saft von 1 Zitrone
Saft von 1 Orange
6 EL Sahnequark
2 EL Holunderblütenwein
1 Minzezweig

- Schneiden Sie das Geflügelfleisch in feine Scheiben.
- Kiwis und Ananas schälen, in Scheiben bzw. in kleine Stücke schneiden und den heraustretenden Saft auffangen.
- Schälen Sie die Orange und schneiden Sie das Fruchtfleisch in kleine Stücke. Den Saft ebenfalls auffangen.
- Mischen Sie alle Zutaten in einer Schüssel.
- Lösen Sie für die Marinade den Holunderblütensirup in dem Zitronen- und Orangensaft auf. Verquirlen Sie diesen Saft mit dem Sahnequark. Geben Sie den aufgefangenen Ananas- und Kiwisaft mitsamt dem Holunderblütenwein dazu.
- Mischen Sie die Marinade mit den Salatzutaten und garnieren Sie das Ganze mit einem Minzezweig.

Entenbrust an Holundersauce

- Stechen Sie mehrmals mit einer Nadel in die Haut des gewaschenen und trockengetupften Fleisches. Salzen und pfeffern sie es. Braten Sie die Entenbrüste in heißem Butterschmalz rundum an.
- Fügen Sie Holunderbeerensaft, -wein und -gelee hinzu.
- Garen Sie alles im offenen Bräter im Backofen 15 bis 20 Minuten, bis das Fleisch rosa ist.
- Halbieren Sie die geschälten Birnen, entfernen Sie das Kerngehäuse und geben Sie die Hälften zu den Entenbrüsten. Nehmen Sie nach der Garzeit die Entenbrüste und Birnen heraus und stellen Sie sie warm. Aromatisieren Sie den Bratensaft mit Holunderbeerenlikör und binden Sie ihn mit Butter und Mehl.

Tipp: Als Beilage eignen sich Spätzle oder Kartoffelplätzchen.

4 Stck. Entenbrust ohne Knochen
Salz, Pfeffer aus der Mühle
2 EL Butterschmalz
1/4 l Holunderbeerensaft
1/4 l Holunderbeerenwein
1 EL Holunderbeerengelee
2 Birnen
4 EL Holunderbeerenlikör
2 EL Butter
1 gestrichener EL Mehl

Zartes Rinderfilet in Holunderbeerenwein

- Erhitzen Sie das Öl oder Schmalz in einer großen Pfanne.
- Schneiden Sie die Zwiebeln in vier Hälften und braten Sie sie bei mittlerer Hitze kurz an. Bestreuen Sie unter Rühren die Zwiebeln mit Zucker, damit sie leicht karamellisieren.
- Reiben Sie das gewaschene und trockengetupfte Rinderfilet mit Salz und Pfeffer aus der Mühle ein.
- Schieben Sie die Zwiebeln an den Pfannenrand und braten Sie das Fleisch in dem Bratfett rundherum an.
- Gießen Sie den Holunderbeerenwein dazu und dünsten Sie das Zwiebelfleisch zugedeckt bei schwacher Hitze in etwa 8 bis 10 Minuten gar, dabei gelegentlich umrühren.

2 EL Pflanzenöl oder Butterschmalz
5 große Gemüsezwiebeln
2 TL Zucker
500 g Rinderfilet
Salz
Pfeffer
1/8 l Holunderbeerenwein

Hirschgulasch mit Holunderbeeren

6 EL Pflanzenöl
650 g Gulasch, vom Hirsch aus der Keule
150 g Zwiebeln
Salz, Pfeffer aus der Mühle
1 Knoblauchzehe
1 EL Tomatenmark
300 ml Holunderbeerenwein
1 TL Senf (mild)
3 El Holunderbeeren
1 TL Rosmarin

- Erhitzen Sie das Öl in einem möglichst großen Bräter. Braten Sie zuerst das Fleisch, dann die kleingeschnittenen Zwiebeln etwa 5 Minuten kräftig an. Mit Salz und Pfeffer würzen.
- Zerdrücken Sie die Knoblauchzehe und geben Sie sie mit dem Tomatenmark zum Gulasch. Das Ganze nochmal kurz anbraten.
- Löschen Sie den Gulaschansatz mit Holunderbeerenwein ab. Rühren Sie die Holunderbeeren und den Senf darunter.
- Schlagen Sie die gehackten Rosmarinnadeln in ein Leinentuch ein, das Sie zu einem »Gewürzsäckchen« zusammenbinden. Geben Sie es zu dem Gulasch, das noch gut 1,5 Stunden schmoren soll.
- Entfernen Sie vor dem Servieren den Gewürzbeutel und schmecken Sie nach Belieben das Gericht mit Salz und Pfeffer ab.

Tipp: Dazu schmecken in Butter geschwenkte Spätzle.

Rotkrautsalat mit Holunder

1/2 Kopf Rotkohl (ca. 400 g)
50 g Holunderbeerenmus
2 EL frisch geriebener Meerrettich
Salz, Pfeffer aus der Mühle
1–2 EL Holunderbeerenessig
5 EL kaltgepresstes Pflanzenöl (z.B. Sonnenblumenöl)
2 rote Zwiebeln
2 EL Mandelstifte

- Schneiden Sie den geputzten Rotkohl in feine Streifen, die Sie mit dem Holunderbeerenmus und dem Meerrettich in eine Schüssel geben.
- Verrühren Sie für das Dressing Salz, Pfeffer und Holunderbeerenessig.
- Geben Sie das Sonnenblumenöl und die in Würfel geschnittenen Zwiebeln dazu.
- Mischen Sie die Marinade mit den Salatzutaten.
- Richten Sie den Rotkohlsalat auf Portionsteller an und streuen Sie Mandelsplitter darüber.

Tipp: Ergänzen Sie den Rohkostsalat mit gebratener Truthahnleber.

Flüssiger Holunder – mit und ohne Alkohol

Süßer Holunderbeerensaft

1 kg Holunderbeeren
1 Tasse Wasser
Zitronensaft
300–400 g Zucker

- Zerdrücken Sie die Holunderbeeren in einem Topf, gießen Sie das Wasser dazu und kochen Sie die Masse kurz auf. Lassen Sie anschließend die Flüssigkeit durch ein Tuch oder Sieb abtropfen. (Schneller geht's mit einem elektrischen Kaltentsafter.)
- Runden Sie den gewonnenen Saft mit einem Spritzer Zitronensaft und Zucker (etwa 300 g auf 1 l Saft) geschmacklich ab.
- Kochen Sie den Saft erneut kurz auf, gießen Sie die Flüssigkeit durch einen Filter (z.B. Kaffeefilter).
- Füllen Sie den Saft in Flaschen ab, die Sie luftdicht verschließen und dunkel lagern.

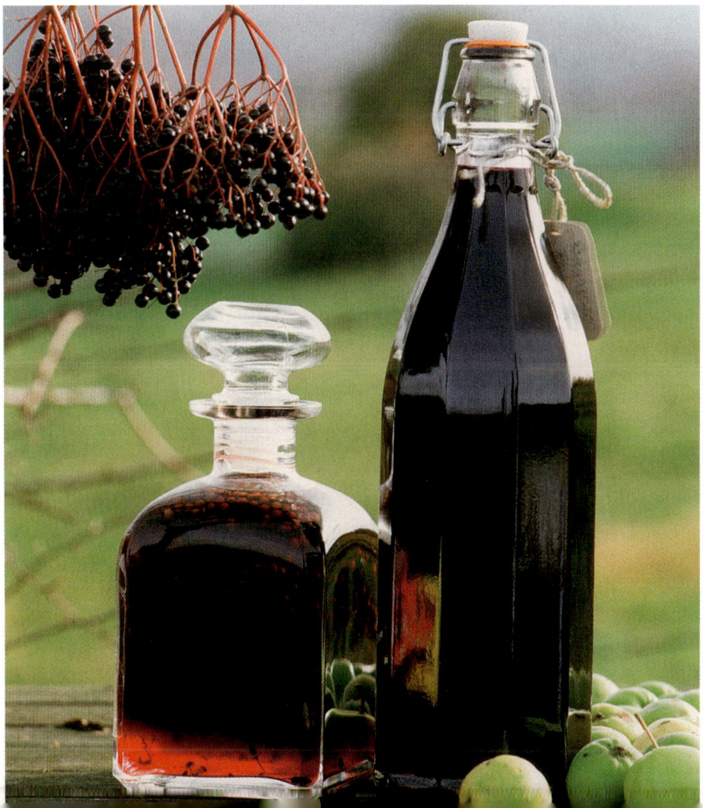

Eisiger Holunder-Früchtetee

1 Tasse Wasser
Holunderbeerenmus
Zitronenmelisse oder
Pfefferminze
Holunderblütentee

- Füllen Sie mit etwas Wasser verrührtes Holunderbeerenmus in Eiswürfelschalen und lassen Sie es gefrieren. Geben Sie zwei, drei gefrorene Würfel mit einem Stängel Zitronenmelisse oder frischer Pfefferminze in ein Glas mit kaltem Holunderblütentee (siehe Seite 41).

Tipp: Kühlen Sie auch andere Tees mit Holunderbeer-Eiswürfeln, etwa den für Kinder besonders geeigneten Rotbuschtee, aber auch Hagebuttentee, Malventee und viele Früchteteemischungen mögen es gut gekühlt.

Hollerlimonade Extra

15 Holunderblütendolden
5 unbehandelte Zitronen in Scheiben geschnitten
1 kg Zucker
30 g Zitronensäure
5 l Wasser

- Füllen Sie ein großes Glas mit Holunderblüten, Zitronenscheiben, Zucker und Zitronensäure.
- Gießen Sie das Wasser dazu und rühren Sie den Ansatz gut um.
- Stellen Sie den Behälter zugedeckt 2 Tage an einen warmen Platz. Dabei von Zeit zu Zeit umrühren.
- Gießen Sie die Flüssigkeit durch ein Sieb, sobald sich Bläschen bilden.
- Füllen Sie die fertige Limonade möglichst in dickglasige Flaschen, die sich gut verschließen lassen. So hält sich die Holunderblütenlimonade im Kühlschrank etwa zwei Monate lang.
- Öffnen Sie nur gut gekühlte Flaschen, damit der Inhalt wegen seines hohen Kohlensäuregehalt nicht verspritzt!

Tipp: Falls Sie herkömmliche Flaschen verwenden, binden Sie die Korken wie bei einer Sektflasche mit Draht fest.

Holunderblütenlimonade Express

- Lassen Sie die Blüten mit Wasser, dem Saft einer halben Zitrone und Honig in einem Gefäß (kein Metall) zugedeckt über Nacht ziehen.
- Seihen Sie die Flüssigkeit in einen Glaskrug ab und stellen Sie sie kalt.

3 Tassen frische abgerebelte Holunderblüten
1 l Mineralwasser
$^1/_2$ unbehandelte Zitrone
3 EL Honig

Tipp: Geben Sie vor dem Servieren eine hauchdünne Zitronenscheibe und einen Stiel frischer Pfefferminze oder Zitronenmelisse in den Krug.

Holunderblüten-Vanillemilch

- Kochen Sie die Milch kurz auf, geben Sie die frisch abgerebelten Holunderblüten und die Zimtstange dazu.
- Lassen Sie die Mixtur 5 Minuten ziehen, seihen Sie danach die Blüten ab.
- Süßen Sie die heiße Holunderblütenmilch mit Vanillinzucker.
- Genießen Sie das Getränk gut gekühlt.

1 l Vollmilch
8 Holunderblütendolden
1 Zimtstange
1 EL Vanillinzucker

Tipp: Mit 2 bis 3 Gläschen Cognac verrührt, ist die Milch für Erwachsene – nicht nur bei Erkältungen – ein wohl schmeckendes Elixier. Verzichten Sie aber wegen etwaiger Salmonellenbelastung auf die traditionell üblichen rohen Eigelbe als Zutaten.

Schneller Holunderbeeren-Milchshake

- Verquirlen Sie alle Zutaten mit einem elektrischen Mixer kurz auf höchster Stufe.
- Variieren Sie das Milch-Mix-Getränk mit anderen Eissorten, zum Beispiel mit Joghurteis oder Softeis.

Pro Portion
2 EL Holunderbeerensaft
1 Kugel Vanilleeis
$^1/_4$ l eiskalte Vollmilch (oder Holunderblütenmilch, s. o.)
1 Spritzer Zitronensaft

Cooler Kefir

Pro Portion
1/4 l Kefir
2 EL Holunderblütengelee
1 Kugel Zitroneneis
Minze oder Zitronenmelisse

- Rühren Sie den Kefir mit dem Holunderblütengelee und dem Zitroneneis im Mixer schaumig.
- Füllen Sie das Getränk in ein Glas und garnieren Sie es mit einem frischen Blatt Minze oder Zitronenmelisse.

Tipp: Ersetzen Sie Kefir durch Buttermilch oder Dickmilch.

Süßsaurer Muntermacher

1 Ananas
1 Banane
1 Papaya
4–6 EL Holunderkompott
250 g Haferflocken
1 l Buttermilch
3 EL Honig
1 TL Vanillinzucker

- Schälen Sie die Früchte und zerkleinern Sie das Fruchtfleisch mit dem elektrischen Pürierstab in einer Schüssel.
- Verquirlen Sie die Masse mit den übrigen Zutaten. Garnieren Sie das fertige Mixgetränk mit Pfefferminz- oder Melissenblättern.

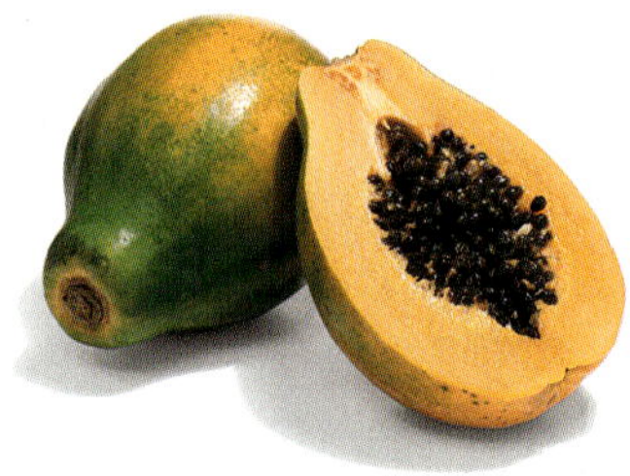

Holunderbeerenpunsch

1 l Holunderbeerensaft
3/8 l Wasser
Saft einer Zitrone
1 Beutel Glühweingewürz
4 EL brauner Kandiszucker

- Bringen Sie den Holunderbeerensaft mit dem Wasser zum Sieden, geben Sie Zitronensaft und Glühweingewürz dazu.
- Das Ganze kurz ziehen lassen und mit Kandiszucker abschmecken.
- Gießen Sie den Punsch vor dem Servieren durch ein Sieb.

Fruchtiger Holundergrog

1 l Hagebuttentee
200 ml Holunderbeerensaft
5 EL gesüßter Sanddorn
3 EL Kandiszucker

- Erhitzen Sie kurz alle Zutaten in einem Topf.
- Den Grog können Sie auch portionsweise im Mikrowellenherd trinkfertig zubereiten.

Holunder-Bowle

- Füllen Sie den Wein mit den frischen Holunderblüten in ein Bowlengefäß, lassen Sie den Ansatz über Nacht abgedeckt im Kühlschrank ziehen.
- Gießen Sie unmittelbar vor dem Servieren den Sekt dazu und verfeinern Sie die Bowle nach Belieben mit etwas Holunderblütenlikör.

2 Flaschen Weißwein
2–4 Tassen abgerebelte Holunderblüten
1 Flasche Sekt
Holunderblütenlikör

Tipp: Die Bowle können Sie vielfach variieren: Probieren Sie es mit Prosecco oder mit Kombucha (Fertiggetränk) anstelle von Sekt. Selbst Sprudelwasser ist eine prickelnde Alternative.

Holunderbeerenwein Ruckizucki

- Zerdrücken Sie die Beeren etwas, geben Sie einen Schuss Rotwein, die Gewürznelken und die Zimtstange dazu. Kochen Sie alles zusammen auf.
- Rühren Sie erst danach den restlichen Rotwein und etwas Zucker nach Geschmack unter.
- Filtern Sie den abgekühlten Beerenwein in Flaschen ab.

1 kg Holunderbeeren
1 l Rotwein
2 Gewürznelken
1 Zimtstange
1–3 EL Zucker

Tipp: Sie können anstelle der Beeren auch Holunderbeerensaft nehmen: $^1/_2$ l Saft mit $^1/_8$ l Wasser verdünnen, erhitzen, süßen und mit dem Rotwein mischen.

Leichter Holunderblütenwein

- Füllen Sie die Holunderblüten mit dem Wein und dem Zitronensaft in eine Flasche. Lassen Sie die Mischung gut verschlossen an einem kühlen, dunklen Platz ziehen.
- Wenn Sie den Behälter häufig schwenken, gehen die Inhaltsstoffe leichter in die Flüssigkeit über, und Sie können bereits nach zwei Tagen die Blüten abseihen.
- Lagern Sie den Wein in dunklen Flaschen.

2 Tassen frisch abgerebelte oder 1 Tasse getrocknete Holunderblüten
1 l Weißwein
1 EL Zitronensaft

Holunderbeeren-Glühwein

1/2 l Holunderbeerensaft
1 Tasse Rotbuschtee
1 l Rotwein
1 rosa Grapefruit
2 Gewürznelken
1 Zimtstange

- Mischen Sie den Holunderbeerensaft mit etwas Rotbuschtee und dem Rotwein in einem Topf.
- Schälen Sie die Grapefruit und schneiden Sie das Fruchtfleisch in kleine Stücke.
- Rühren Sie das Obst mit den Gewürznelken und der Zimtstange in die Flüssigkeit, die Sie langsam erhitzen.
- Gießen Sie den Holunderwein durch ein Sieb, bevor Sie ihn trinken.

Holunderblütensekt »Hausmarke«

1 kg Zucker
6 l Wasser
3 unbehandelte Zitronen
3 Tassen frisch abgerebelte Holunderblüten
1/8 l Holunderblütenessig

- Rühren Sie den Zucker in das Wasser ein und kochen Sie es.
- Schneiden Sie die Zitronen in kleine Stücke, die Sie zusammen mit den Holunderblüten, dem Essig und dem heißen Zuckerwasser in ein Glas- oder Porzellangefäß geben (kein Metall verwenden). Stellen Sie es gut abgedeckt 5 bis 6 Tage an einen warmen Platz. Rühren Sie die Mischung hin und wieder um.
- Füllen Sie nach dieser Zeit die Flüssigkeit durch ein Sieb in dickwandige (Sekt-)Flaschen um, die Sie fest verschließen.
- Lassen Sie den Holundersekt mindestens einen Monat in einem kühlen Raum gären. Je länger die Gärzeit, desto »spritziger« das Getränk. Öffnen Sie die Flasche ganz vorsichtig!

Tipp: Spezielle Sektflaschenverschlüsse für den Hausgebrauch bekommen Sie im Handel.

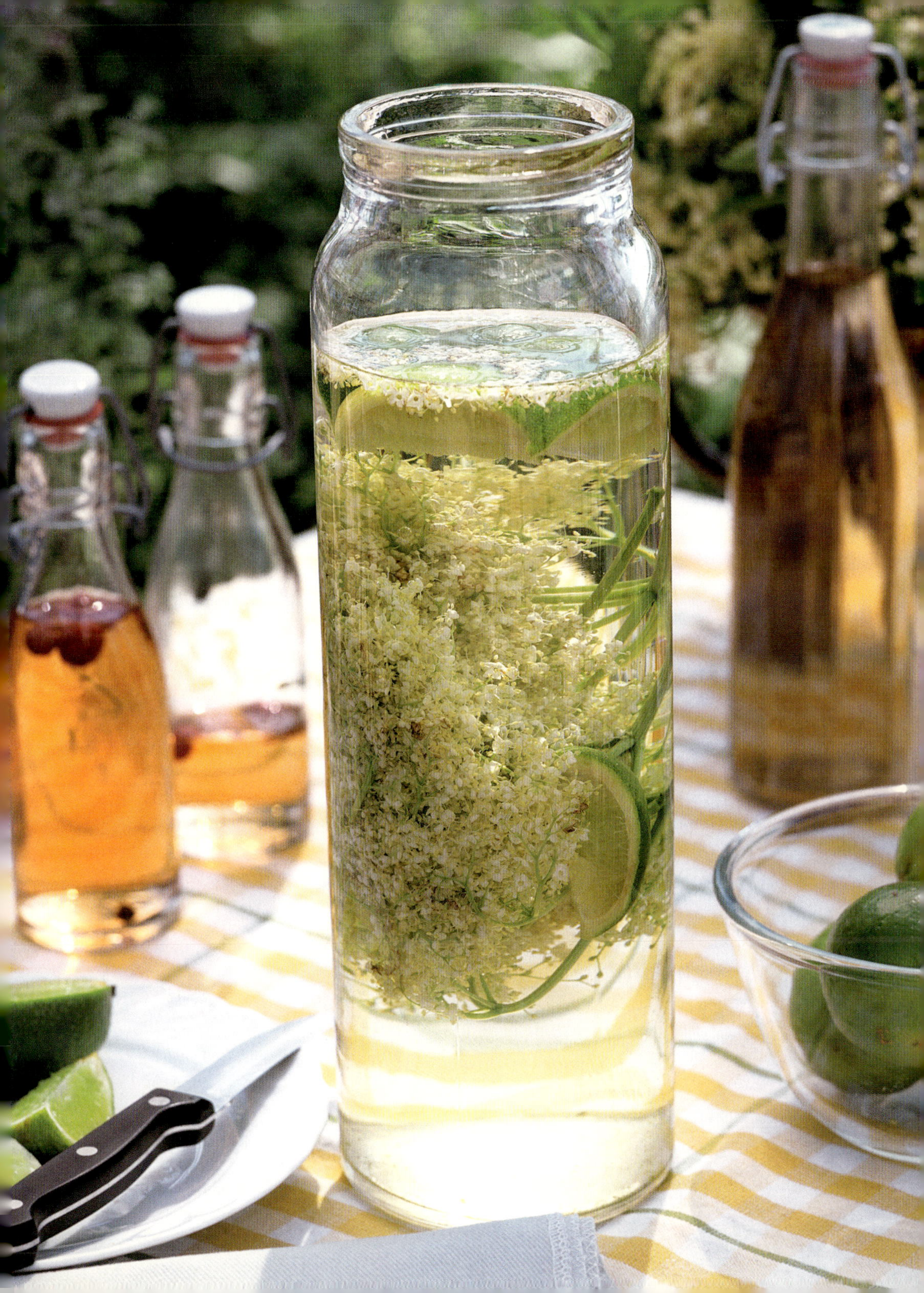

Rotkäppchens Holunderbeerensekt

300 ml Holunderbeerensaft
600 ml Wasser
2 EL Honig
1/2 TL Bäcker- oder Weinhefe

- Verdünnen Sie den Holunderbeerensaft mit dem Wasser und lösen Sie den Honig darin auf.
- Geben Sie die Hefe dazu und füllen Sie die Mischung in eine Bügelflasche, die Sie für etwa 10 Stunden an einen warmen Platz stellen.
- Öffnen Sie hin und wieder die Flasche behutsam, damit die entstandene Kohlensäure entweichen kann und kein allzu großer Druck in der Flasche entsteht.
- Quartieren Sie danach die Sektflasche in den Kühlschrank um, damit der Ansatz noch eine Woche gären kann. Öffnen Sie auch während dieser Zeit die Flasche gelegentlich, um Druck abzulassen.

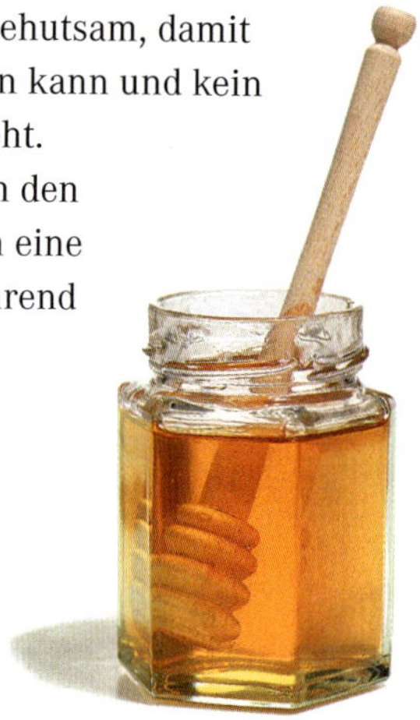

Tipp: Eine schnell zubereitete Alternative ist, Holunderbeerensaft mit fertigem Sekt oder Kombucha zu mischen.

Opas Holunderbeerenlikör

2 Tassen frische oder tiefgefrorene Holunderbeeren
300 g Zucker
Zitronensaft
2 Gewürznelken
1 Vanilleschote
3/4 l klaren Schnaps (z. B. Kornbranntwein)

- Holunderbeeren leicht zerdrücken und mit Zucker, einem Spritzer Zitronensaft, den Gewürznelken und dem aus der Vanilleschote gekratzten Mark kurz aufkochen. Falls sich Schaum bilden sollte, heben Sie ihn sachte ab.
- Füllen Sie die abgekühlte Masse mit dem Schnaps in eine Weithalsflasche, die Sie zwei Wochen gut verschlossen an einen warmen Ort stellen.
- Filtern Sie danach die Flüssigkeit in Flaschen ab, die Sie kühl und dunkel lagern.

Tipp: Noch einfacher geht's, wenn Sie 1/2 Liter trinkfertig gesüßten Holunderbeerensaft mit 3/4 Liter klarem Obstschnaps (Birnen- oder Apfelschnaps) oder mit Korn, Gin oder Wodka mischen.

Omas Holunderblütenlikör

- Verrühren Sie das kalte Wasser mit dem Zucker und bringen Sie die Mischung unter Rühren zum Kochen. Falls sich dabei Schaum bilden sollte, heben Sie ihn vorsichtig ab.
- Geben Sie noch einen Spritzer Zitronensaft in die Zuckerlösung, um zu verhindern, dass der Zucker wieder auskristallisiert. Die Zuckerlösung ist fertig, sobald sie klar wie Wasser ist.
- Die Blüten mit dem Schnaps und der abgekühlten Zuckerlösung in eine weithalsige Flasche füllen.
- Stellen Sie das Gefäß gut abgedeckt an einen warmen und dunklen Platz. Schwenken Sie es möglichst mehrmals täglich. Nach 2 bis 3 Tagen können Sie die Flüssigkeit in dunkle Flaschen filtern, die Sie kühl und stehend lagern sollten.

Tipp: Gießen Sie den Ansatz erst durch ein Sieb und danach durch einen Kaffeefilter, um winzige Blütenteilchen zurückzuhalten. Die Zuckerlösung können Sie durch Holunderblütensirup (siehe Seite 47) ersetzen.

$^{1}/_{4}$ l Wasser
250 g Zucker
1 TL Zitronensaft
2 Tassen frisch abgerebelte oder 1 Tasse getrocknete Holunderblüten
1 l Doppelkorn oder Obstbrand (z.B. Birnen- oder Apfelschnaps)

Sach- und Personenregister

Rezeptregister

Wichtiger Hinweis

Die im Buch veröffentlichten Ratschläge wurden mit größter Sorgfalt von Verfasserin und Verlag erarbeitet und geprüft. Eine Garantie kann jedoch nicht übernommen werden. Ebenso ist eine Haftung der Verfasserin bzw. des Verlages und seiner Beauftragten für Personen-, Sach- oder Vermögensschäden ausgeschlossen.

Bibliografische Information Der Deutschen Bibliothek
Die Deutsche Bibliothek verzeichnet diese Publikation in der Deutschen Nationalbibliografie; detaillierte bibliografische Daten sind im Internet über http://dnb.ddb.de abrufbar.

Bildnachweis

Umschlagfoto: Reinhard-Tierfoto
Fotos: Food Centrale Hamburg/Seiffe S. 88; Jahreszeiten Verlag/Jörn Rynio S. 76/Oliver Schwarzwald S. 80, S. 111; Knaur Archiv S. 78, 87, 95, 104; Brigitte Sporrer S. 108; StockFood/Karl Newedel S. 83/Roland Krieg S. 85, S. 101/M.Brauner S. 97/F.Strauß S. 107; alle anderen Fotos: Reinhard-Tierfoto.

Projektleitung und Redaktion: Franz Leipold
Bildredaktion: Sylvie Busche (Ltg.), Margit Schulzke
Umschlagkonzeption: Daniela Meyer
Herstellung: Veronika Preisler
Satz und DTP: Gaby Herbrecht, Mindelheim
Reproduktion: Repro Ludwig, Zell am See
Druck und Bindung: Appl, Wemding
Printed in Germany

Gedruckt auf umweltfreundlich chlorfrei gebleichtem Papier.

ISBN-13: 978-3-426-64303-7
ISBN-10: 3-426-64303-0

5 4 3 2 1